MÉMOIRE

SUR

LA CATARACTE,

ET GUÉRISON DE CETTE MALADIE,

SANS OPÉRATION CHIRURGICALE.

Imprimerie de Carpentier-Méricourt,
Rue Traînée, N° 15, près Saint-Eustache.

MÉMOIRE

SUR

LA CATARACTE,

ET GUÉRISON DE CETTE MALADIE,

SANS OPÉRATION CHIRURGICALE,

Par la Méthode

DE

M. T.-M.-A.-A. de Lattier de Laroche,

DOCTEUR EN MÉDECINE DE LA FACULTÉ DE MONTPELLIER,

EX-CHIRURGIEN DES HÔPITAUX MILITAIRES, MEMBRE TITULAIRE DE L'ATHÉNÉE DE MÉDECINE ET CORRESPONDANT DE LA SOCIÉTÉ CHIRURGICALE D'ÉMULATION DE MONTPELLIER, MEMBRE CORRESPONDANT DE LA SOCIÉTÉ ACADÉMIQUE DE MÉDECINE DE MARSEILLE, ETC.; OFFICIER DE VOLTIGEURS DU 4e BATAILLON DE LA 2e LÉGION DE LA GARDE NATIONALE DE PARIS.

Une saine philosophie recommande de ne pas nier les faits pour cela seul qu'ils sont opposés à nos idées et à nos théories, mais de chercher à les constater.

(*Gazette Médicale*, tome Ier, 1833, No 7.)

Paris,

CHEZ L'AUTEUR, BOULEVARD DES CAPUCINES,

RUE BASSE-DU-REMPART, N° 38;

DELAUNAY, LIBRAIRE, AU PALAIS-ROYAL;

BÉCHET Je, PLACE DE L'ÉCOLE-DE-MÉDECINE.

1833.

Mémoire

SUR

LA CATARACTE.

Les nouveaux sentimens, a dit Buffon, trouvent beaucoup d'adversaires. Pénétré de cette vérité, ce n'est qu'après de longues hésitations que je livre au monde médical le résultat de mes travaux.

De temps immémorial l'affection dont je m'occupe, se montrant réfractaire à l'action des agens médicamenteux, fit partie de la chirurgie; et de nos jours, celui qui tenterait de la tirer du domaine de cet art positif pour la placer dans celui de la médecine, encourrait le fardeau du ridicule, et s'exposerait à l'anathême. Telle est pourtant la tâche que je me suis imposée, et j'ai vivement senti toutes les difficultés qu'elle présente.

L'opinion des grands hommes est une barrière derrière laquelle se réfugient l'ignorance et l'incrédulité, dans les sciences comme en croyances religieuses : chacun en prend selon sa portée, et reste muré dans les bornes que la nature lui a tracées.

Nos premiers praticiens pensèrent que l'unique moyen de

guérir la cataracte consistait dans l'opération, et cela seul suffit pour empêcher des recherches utiles à la médecine; comme si l'investigation eût dû cesser, là où pathologie chirurgicale établissait son empire.

A l'incrédulité j'opposerai des faits; tout esprit judicieux cède à leur évidence, et je ne connais rien qu'une opposition systématique, ou un scepticisme calculé, qui puisse les mettre en doute.

Ce que je soumets aux méditations de mes confrères, ce n'est pas un seul de ces succès que la nature nous accorde quelquefois pour déjouer plus sûrement nos espérances, ce n'est pas non plus l'œuvre d'une imagination exaltée que je leur présente, c'est le fruit de connaissances acquises par l'étude et la méditation.

La chirurgie, cet art positif, dégagé de théories creuses, avare de discours, riche de faits, nous offre, il faut en convenir, une marche bien plus assurée que la médecine; dans les mains des Dessault, des Dupuytren, des Richerand, Lisfranc, Jules Cloquet, Lallemand de Montpellier, etc., etc., elle déroule à nos yeux une longue chaine de miracles, sans jamais s'efforcer de soumettre la nature à des lois qu'elle réprouve. Qu'ils sont loin, les Chiselden, les Dionis; que de maîtres ils trouveraient! Moins heureuse, la médecine oppose encore de nos jours des méthodes surannées pour combattre des groupes de symptômes qu'on donne comme des maladies, et qui n'en sont que l'expression, comme l'a prouvé l'immortel auteur des phlegmasies chroniques.

Ce n'est point un hommage suspect que je viens de rendre

à la chirurgie ; qui peut ignorer les nombreux services que MM. Roux et Dupuytren rendent aux infortunés que la cataracte a privés de la lumière? On sentira que celui qui professe pour les chirurgiens et pour leur art une vénération aussi profonde, n'a pu céder, en soumettant au monde savant le fruit de ses recherches, qu'à la voix sévère de sa conscience.

En effet, il a fallu recueillir une masse imposante de faits, pour tenter de fixer l'attention d'une foule de praticiens que l'habitude a rendus incrédules. Ce n'est point une plume exercée aux dissertations qui fait un appel aux consciences médicales, ce sont des faits sur lesquels je puis faire placer le doigt.

Si dans cet écrit je ne jette pas un trait de lumière pour la science, si je ne parviens pas à convaincre mes lecteurs, au moins aurai-je le droit de leur dire que celui qui s'appuie sur des années de recherches et d'expériences, ne peut être jugé en un quart d'heure.

S'il est des esprits tranchans qui ont nié la possibilité d'appliquer utilement les médicamens dans le traitement de la cataracte, il en est d'autres qui, dociles à la voix de la sagesse, plus confians dans les ressources illimitées de la nature, et moins forts de leur amour-propre, ont préféré le doute à l'opiniâtreté et aux dénégations absolues qui sont le cachet des petits génies.

« On doit opposer quelque doute, a dit M. Boyer, dans sa » pathologie chirurgicale, à ces faits extraordinaires qui » tendent à prouver que le cataracte peut être guérie par certains » topiques. Gardons-nous, toutefois, d'un scepticisme » absolu. Toutes les lois de la nature ne nous sont point con-

» nues, et elle se plaît assez souvent à déconcerter nos » idées. »

Le précepte d'un homme aussi justement célèbre, d'un observateur aussi consciencieux, n'est-il pas fait pour fixer l'attention des amis de la science et de l'humanité.

Avant de passer outre, il m'importe de déclarer que toutes les cataractes ne cèdent pas à ma méthode; c'est un puits de science qu'une longue observation! elle m'a prouvé que le plus grand nombre de ces affections sont du domaine de la chirurgie quand elles ont rendu la cécité complète, ou qu'elles sont de nature gypseuse.

Je ne pense pas que cet aveu puisse servir d'arme pour contester les résultats que j'ai obtenus : qui ne sait pas qu'il se forme dans la vessie des concrétions calcaires dont la nature résiste à l'action du lithotriteur ; et cependant la lithotritie n'est-elle pas une des plus belles inventions dont la chirurgie puisse se faire gloire?

Mais de bonne foi est-il nécessaire d'attendre que la cataracte ait rendu la cécité complète pour constater son existence ; faut-il attendre que la mort ou nécrose du cristallin ait lieu pour entreprendre le traitement médical?

Nous voyons presque toujours les malades lire, par un sentiment bien naturel, les ouvrages qui traitent de l'affection qui les chagrine ; c'est donc pour eux, et non pour les médecins que je commencerai par la description abrégée de l'anatomie de l'œil; je m'arrêterai un moment sur la physiologie, et sur les opinions diverses de quelques auteurs touchant les fonctions que remplissent les parties constituantes de cet organe; je traiterai de la cataracte en général, de ses causes, enfin je ferai ressortir les avantages immenses de ma méthode sur les procédés opératoires employés jusqu'à ce jour.

ANATOMIE DE L'OEIL.

De chaque côté du nez, dans une cavité fermée par les os de la tête, se trouve l'organe de la vision, l'œil. La cavité qu'il occupe porte le nom d'orbite. Il semble qu'en raison de sa sensibilité et du rôle qu'il remplit dans la vie de relation, la nature ait usé de toute sa prévoyance pour le loger dans une excavation qui le mît à l'abri des chocs extérieur. Sa forme est presque sphérique, son diamètre transversal est un peu plus grand que les autres, il repose sur une sorte de coussin formé par du tissu cellulaire graisseux qui facilite les mouvemens qui lui sont imprimés par les muscles dont nous allons donner une description abrégée. Il sont au nombre de huit, si on y comprend l'orbiculaire des paupières et le releveur de la paupière supérieure, au-dessous duquel est placé le muscle droit supérieur qu'entoure une assez grande quantité de graisse. Le grand oblique qui naît, comme les quatre droits, des environs du trou optique, mérite une attention toute particulière.

Ce muscle se porte le long de la paroi interne de l'orbite, arrive vers l'angle orbitaire interne, où il dégénère en tendon. Reçu dans une espèce de poulie cartilagineuse, il redevient charnu en sortant de cette poulie, et se réfléchit pour s'implanter sur le globe de l'œil.

L'oblique inférieur naît des environs du canal nazal et se porte à la partie inférieure du globe. Les quatre droits se rendent des environs du trou optique vers le globe de l'œil, en s'éloignant toujours les uns des autres.

A l'extérieur, l'œil est préservé par les deux paupières dont la supérieure qui est aussi la plus grande, s'élève et s'abaisse à volonté.

La réunion de ces voiles mobiles forme deux angles, dont l'interne porte le nom de grand, et l'externe celui de petit angle.

Les points lacrymaux sont deux petites bouches absorbantes qui pompent les larmes fournies par la glande lacrymale placée à l'angle externe de l'orbite.

Les bords libres des paupières reçoivent les cils, ainsi nommés du mot latin *cilia*.

L'arcade sourciliaire faisant partie de l'organe de la vision doit être mentionnée dans cette partie de mon travail.

DIVISION DES PARTIES CONSTITUANTES DE L'OEIL.

Ces parties se divisent en refringeantes et en non-refringeantes, d'après les modifications qu'elles font éprouver aux rayons de lumière par lesquels elles sont frappées.

Les premières sont celles qui se laissent traverser par un rayon de lumière en lui imprimant un changement de direction, telles sont : La cornée transparente, l'humeur aqueuse, la membrane qui la contient, le cristallin, la membrane cristalline, le canal goudronné, la membrane hyaloïde et l'humeur vitrée.

La cornée est une membrane transparante assez épaisse, non fibreuse, composée de plusieurs lames qu'il est facile de séparer; sa forme est circulaire, convexe en avant, concave à sa partie postérieure; elle occupe et constitue le cinquième de l'œil. Elle peut être comparée à un verre de montre, à cause de son enchassement dans la sclérotique. Sa face antérieure est recouverte d'une matière muqueuse qui paraît être retenue par une pellicule épidermoïque de nature particulière; sa face postérieure est tapissée par la membrane de l'humeur aqueuse, et forme la paroi antérieure de la chambre antérieure de l'œil. On nomme ainsi un espace compris entre l'iris et la cornée. Un autre espace, qui se remarque entre la paroi postérieure de l'iris et le cristallin, porte le nom de chambre postérieure; elle communique avec celle dont j'ai déjà parlé par une ouverture nommée pupille ou prunelle, que je décrirai plus bas.

Dans les deux espaces désignés par le nom de chambres, se trouve un liquide légèrement visqueux, quoique très clair, qui constitue l'humeur aqueuse. Elle est contenue dans une membrane très mince et transparente, nommée membrane de l'humeur aqueuse. Dans le fœtus, l'humeur aqueuse est toute contenue dans la chambre antérieure, et c'est à cette disposition qu'est due la grande convexité de la cornée transparente chez les jeunes enfans.

Le cristallin est un corps transparent, en rapport en avant, avec la chambre postérieure, et en arrière avec la face antérieure du corps vitré auquel il est uni par sa circonférence. Sa forme arrondie l'a fait comparer à une lentille, dont elle se rapproche sous ce rapport, mais à laquelle elle ne ressemble nullement, si, comme le fait observer M. Magendie, on a égard à sa structure. Sa face antérieure est moins convexe que la postérieure par laquelle il adhère à la membrane hyaloïde, en se logeant dans le dédoublement des deux lames de cette membrane. Le cristallin correspond par son axe au centre de la pupille; il est formé de deux substances qui diffèrent entre elles par leur consistance. Celle de l'extérieur est molle, et se nomme corticale; l'interne, plus dure, se nomme noyau; elle est formée par plusieurs couches concentriques. Une membrane solide, quoique mince et transparente, enveloppe le cristallin; c'est la membrane cristalline ou capsulaire. Elle adhère par sa circonférence à la membrane qui loge l'humeur vitrée. Entre la capsule et le cristallin, il existe une liqueur transparente qu'on nomme humeur de morgagny.

Aux trois quarts postérieurs de l'œil, on trouve le corps vitré; c'est une masse molle, tremblante comme de la gelée, à la partie antérieure de laquelle on remarque une dépression où se loge le cristallin. Le corps vitré, se compose de deux parties distinctes; l'une filante, transparente, se délayant dans de l'eau; l'autre est membraneuse, se laisse facilement traverser par la lumière, elle est insoluble dans l'eau, et sert d'enveloppe à l'humeur dont je viens de parler; c'est la membrane hyaloïde. Elle pénètre dans la masse de l'humeur vitrée qu'elle divise et subdivise en formant des cloisons difficiles à décrire. Au niveau de la circonférence du cristallin, la membrane hyaloïde se divise en deux lames, dont l'écartement produit un espace triangulaire, nommé canal goudronné ou de Petit.

DESCRIPTION DES PARTIES NON-REFRINGEANTES DE L'OEIL.

La sclérotique est une membrane fibreuse, dure, résistante, d'un blanc nacré. Sa forme est celle d'une sphère tronquée en avant, où l'on remarque une ouverture circulaire qui sert à l'enchassement de la cornée; c'est l'enveloppe la plus extérieure de l'œil; à cause de son opacité, elle a reçu le nom de cornée opaque. Beaucoup moins épaisse devant que derrière, elle présente plusieurs ouvertures à sa partie postérieure; l'une laisse passer le nerf optique, les autres, plus petites, sont traversées par des artères et des filets nerveux qui se rendent au globe de l'œil.

La face interne de cette membrane est en rapport avec la choroïde, l'externe avec les parties qui tapissent la cavité orbitaire.

La choroïde, membrane mince et molle, recouverte d'un enduit noirâtre, paraît formée de vaisseaux artériels et veineux; elle adhère par sa face externe à la sclérotique. L'interne est en contact avec la rétine. Elle s'étend de l'ouverture du nerf optique jusqu'au cercle ciliaire, auquel elle est unie ainsi qu'aux procès du même nom. Elle est percée d'un trou à sa partie postérieure qui livre passage au nerf optique. L'enduit brunâtre qui recouvre les faces de la choroïde, se nomme pigmentum.

En avant de la partie antérieure de la choroïde, entre cette membrane, l'iris et la sclérotique, se trouve le cercle ciliaire; c'est un anneau blanchâtre fortement uni à la choroïde par sa grande circonférence, et à l'iris par sa petite.

Derrière l'iris et le cercle ciliaire, on remarque une assez grande réunion de petits corps vasculeux, disposés en rayons de forme circulaire qui entourent le cristallin; ces petits corps sont dus à la réflexion de la choroïde sur le cercle ciliaire; ils portent le nom de procès ciliaires.

L'iris est une membrane ainsi nommée à cause des couleurs variées que présente sa face antérieure. Elle est placée à la partie antérieure de l'œil où elle occupe une situation verticale, et séparerait entièrement les deux chambres, s'il n'existait au milieu une ouverture ronde, nommée pupille ou prunelle, qui établit une communication entre les deux espaces.

La grande circonférence de l'iris correspond à la choroïde, au cercle ciliaire, et aux procès ciliaires. La petite limite, l'étendue de la pupille.

Cette disposition est constante dans l'adulte, tandis que chez le fœtus la pupille est masquée par une membrane, appelée membrane pupillaire. Il n'existe alors aucune communication entre les deux chambres de l'œil.

La face antérieure de l'iris, recouverte par la membrane de l'humeur aqueuse est diversement colorée, suivant les sujets; la postérieure, ou uvée, ainsi nommée à cause de sa couleur noire, est formée par la réflexion de la choroïde.

La rétine s'étend depuis le nerf optique jusqu'au cristallin ; c'est la troisième enveloppe de l'œil ; elle est grisâtre, mince, pulpeuse, transparente ; elle entoure le corps vitré. On remarque à sa partie postérieure une ouverture qui laisse à découvert la face interne de la choroïde à laquelle elle est contiguë ; cette ouverture, placée au côté externe du nerf optique, ressemble à un point noir entouré d'un cercle jaunâtre.

La rétine est formée de deux lames ; l'interne est beaucoup plus solide que l'externe, qui paraît être de nature muqueuse.

Les parties que je viens de décrire forment le globe de l'œil par leur arrangement symétrique. Au devant de ce globe on observe une membrane muqueuse, mince, transparente, qui tapisse la face postérieure des paupières, se réfléchit ensuite sur la sclérotique, s'avance sur le devant du globe de l'œil, en s'arrêtant à la circonférence de la cornée transparente ; c'est à cette membrane qu'on a donné le nom de conjonctive ; elle est sillonnée d'un grand nombre de vaisseaux sanguins.

Avant de passer à l'explication du phénomène de la vision, il est indispensable de donner une idée générale des nerfs de l'œil, sans lesquels il ne pourrait s'exécuter.

DES NERFS DE L'OEIL.

Le nerf optique, qui transmet l'impression produite par la lumière sur la rétine, est le plus gros des nerfs crâniens. Les anatomistes ne sont point encore d'accord sur le lieu de sa naissance : selon les uns, il naît des couches optiques ; d'autres veulent qu'il naisse de la paire antérieure des tubercules quadrijumeaux, du *corpus geniculatum* et de la lame de la substance grise placée entre l'adossement des nerfs optiques et les éminences mamillaires connues sous le nom du *tuber cinerum*.

Après sa naissance, le nerf optique se dirige d'arrière en avant, de dehors en dedans, et se réunit à son semblable sur la face supérieure du sphinoïde, mieux connue sous le nom de selle turcique. Long-temps on a agité cette question, si les deux nerfs optiques se confondaient ou ne faisaient que s'adosser l'un à l'autre ; les expériences de M. Magendie prouvent évidemment que les deux nerfs s'entrecroisent. A partir de leur point d'entrecroisement, ils avancent en dehors en s'éloignant l'un de l'autre, pénètrent dans l'orbite en passant par le trou optique où ils sont entourés par les extrémités postérieures des quatre muscles droits, desquels ils sont séparés par une assez grande quantité de tissu cellulaire graisseux ; ils traversent la sclérotique et la choroïde à la partie postérieure interne et inférieure du globe de l'œil, puis se terminent au milieu de la rétine. Suivant d'autres anatomistes (et je suis de ce nombre) c'est leur épanouissement qui forme la rétine.

NERFS MOTEURS OCULAIRES COMMUNS.

C'est de la partie interne du pédoncule du cerveau, entre cette éminence et les tubercules mamillaires, quelques lignes au-devant de la protubérance annulaire que ces nerfs tirent leur origine. D'abord, appliqués l'un à l'autre, ils marchent d'avant en arrière, de dedans en dehors, jusqu'au niveau de la pointe formée en avant par la tente du cervelet. En cet endroit, ils traversent un canal pratiqué dans la paroi externe du sinus de la dure-mère; là, le nerf moteur oculaire commun se trouve placé en dedans et au-dessus du nerf pathétique et de la brance ophtalmique, puis au-dessous et en dehors de ces nerfs, il traverse la dure-mère et s'introduit dans l'orbite par la fente sphénoïdale; mais, avant de traverser la dure-mère, ce nerf se divise en deux branches, l'une supérieure et l'autre inférieure; toutes les deux pénètrent dans l'orbite par la fente sphénoïdale, et passent entre les deux portions de l'extrémité du muscle droit externe de l'œil.

La branche supérieure se dirige en avant et en dedans, et donne un filet nerveux au muscle droit supérieur; un filet plus petit s'épanouit dans le muscle élévateur de la paupière supérieure.

La branche inférieure offre plus de volume que la précédente; elle se porte entre la partie inférieure et externe du nerf optique et le muscle droit supérieur de l'œil, puis se divise en trois rameaux, l'un interne, l'autre moyen et le troisième externe.

Le premier se rend au muscle droit interne, le second au muscle droit inférieur, et le troisième, plus grêle et plus long, donne un filet à la partie postérieure du ganglion ophtalmique, d'où il se rend dans le muscle petit oblique de l'œil, où il se perd.

NERF PATHÉTIQUE.

Ce nerf est le plus petit des nerfs du cerveau ; il présente deux racines à sa naissance : l'une antérieure, l'autre postérieure, qui tirent leur origine de la partie antérieure et externe de la face supérieure de la valvule de Vieussens, derrière la partie postérieure des tubercules quadrijumeaux ; il descend en dehors et en devant, parvient à l'apophyse clinoïde postérieure, en se contournant sur les prolongemens antérieurs de la protubérance cérébrale; il pénètre alors dans un canal formé par la dure-mère, puis s'anastomose avec la branche ophtalmique placée au-dessous et le nerf moteur oculaire commun placé au-dessus. Il pénètre dans la cavité orbitaire par la fente sphénoïdale dans l'endroit où elle est le plus large, se dirige en avant, de dehors en dedans, conjointement avec le rameau frontal du nerf ophtalmique, et se distribue dans le muscle grand oblique de l'œil.

NERF FACIAL.

Entre les éminences olivaires et les corps rectiformes, à l'extrémité de la moëlle vertébrale, le trifacial prend naissance par un faisceau de fibres qui remonte en dehors dans l'épaisseur de la protubérance cérébrale, au-dessus de la partie postérieure du pont de varole à la partie externe et inférieure du pédoncule du cervelet, il abandonne l'encéphale, et présente en cet endroit une grande quantité de fibres blanches qui, par leur réunion, forment un cordon aplati volumineux qui se compose de deux faisceaux, l'un antérieur interne, l'autre postérieur et externe se porte en devant jusque vers le bord supérieur du rocher, et s'engage dans une gaîne formée par la dure-mère, arrive dans la fosse temporale interne, après s'être beaucoup élargi; les fibres qui le composent viennent se terminer à un renflement gangliforme, gris, sémi-lunaire, concave en arrière, adhérant fortement à la dure-mère. Du bord antérieur de ce ganglion il naît trois troncs nerveux : le nerf ophtalmique, le maxillaire supérieur et le maxillaire inférieur.

NERF OPHTALMIQUE.

C'est une des branches fournies par le trifacial; elle est la plus petite des trois auxquelles il donne naissance; il se dirige en avant, en dehors et en haut au côté externe du sinus caverneux, reçoit un filet du ganglion cervical supérieur, pénètre dans l'orbite par la fente sphénoïdale et se divise en trois rameaux qui percent isolément la dure-mère : l'un a été nommé nerf lacrymal, il est externe; et le second, supérieur, est le nerf frontal; le troisième, interne, est le nerf nazal.

Le nerf lacrymal se sépare de l'ophtalmique en dehors, se dirige d'arrière en avant, pénètre dans l'orbite en suivant sa paroi externe, et parvient à la glande lacrymale à la face interne de laquelle il envoie quelques filets; il se répand ensuite par un grand nombre de filets dans la paupière supérieure.

Pendant son trajet, il fournit deux petits filets : l'un, postérieur, s'anastomose avec un filet de la branche maxillaire supérieure; l'autre, antérieur, s'unit à un filet du nerf facial, en s'engageant sous un conduit de l'os malaire.

Le nerf frontal, placé entre le nerf lacrymal et le nerf nazal, marche d'arrière en avant, de dehors en dedans et parvient dans l'orbite ; il se porte au-dessus du muscle releveur de la paupière, se partage en deux rameaux, l'un interne et l'autre externe. Le premier fournit un filet qui s'anastomose avec un autre provenant du rameau nazal ; en se dirigeant en avant et en dedans, il donne naissance à beaucoup de petits filets qui vont à la paupière supérieure, aux muscles sourciliers et frontal; ils se distribuent dans le tissu cellulaire sous-cutané de la tête.

Le second rameau sort par le trou orbitaire supérieur; se divise en deux autres qui se rendent sur le front, derrière les muscles surciliers, et se divisent en plusieurs filets répandus dans les muscles sourciliers, frontal et dans les tégumens. D'autres filets s'unissent avec ceux du facial, du côté opposé, et remontent vers l'occiput ; avant de donner ces ramifications, il fournit en dehors un filet à la paupière supérieure, et en dedans un autre qui se rend à la racine du nez.

Le nerf nazal se dirige obliquement en avant et en dedans, traverse l'extrémité postérieure du muscle droit interne, et s'introduit dans l'orbite; il se porte au-dessus du nerf optique, et gagne la paroi interne de l'orbite. En s'introduisant, il envoie un filet qui se rend au ganglion ophtalmique, et se partage en deux rameaux, après avoir donné quelques filets ciliaires qui se distribuent au globe de l'œil.

Des deux rameaux auxquels il donne naissance, l'un, nommé nasal interne, s'engage dans le conduit orbitaire interne antérieur, sort de ce conduit, et pénètre dans le crâne sous la dure-mère, arrive dans les fosses nasales sur les côtés de l'apophyse crista galli par une petite fente qui existe à la partie antérieure des gouttières etmoïdales, là il se divise en deux filets : le premier descend sur la partie antérieure de la cloison, dans la membrane pituitaire, et donne deux autres filets qui se continuent dans la membrane précitée et d'autres parties du nez; le second se distribue à la partie externe des narines, et se termine dans la peau.

Le second rameau, nommé nasal externe, suit la direction du nerf nasal; il se dirige le long de la paroi intérieure de l'orbite, sous les muscles droit et oblique supérieurs de l'œil, s'anastamose avec un filet du frontal externe, sort de l'orbite, se distribue aux paupières et se propage ou s'étend sur la conjonctive, la caroncule lacrymale, le sac lacrymal, le muscle frontal et dans la peau du nez; il se rend à la paupière inférieure, où il s'unit à des filets du nerf sous orbitaire.

Parmi les nombreuses ramifications nerveuses qui se rendent à l'œil, à ses parties ambiantes et protectrices, il faut noter le rameau orbitaire du nerf maxillaire supérieur, qui entre dans l'orbite par la fente sphéno-maxillaire, et se partage en deux filets, dont l'un traverse l'os de la pommette et se distribue au muscle orbiculaire des paupières et à la peau. L'autre se rend dans la fosse temporale, et après un trajet pendant lequel il accompagne l'artère temporale superficielle, il se perd dans la peau des tempes et de la tête.

2

MÉCANISME DE LA VISION.

Nous avons déjà parlé des muscles de l'œil, des sourcils et des paupières; nous avons fait la description abrégée des humeurs et des membranes que forment le globe proprement dit; nous avons donné une idée générale des nerfs qui se distribuent dans ces divers tissus, il nous reste à donner une idée des fonctions que chacune de ces parties remplit dans le mécanisme de la vision.

Le muscle droit *releveur* ou *superbe* fait remonter l'œil.

Le second, qui porte aussi le nom d'*abaisseur* ou d'*humble*, est l'antagoniste du premier, et dirige l'œil en bas.

Le troisième, situé à la partie latérale interne, porte le nom d'*adducteur*, parce qu'il sert à ramener l'œil vers l'angle interne, du côté du nez.

Son antagoniste est aussi le plus gros des muscles de l'œil; il est placé à l'angle externe pour ramener le globe dans cette direction; c'est en raison de cette fonction qu'il a reçu le nom d'*abducteur*.

L'action simultanée de ces quatre muscles fait décrire au globe de l'œil des mouvemens circulaires dans son orbite. S'ils agissent ensemble, ils compriment et aplatissent l'œil, ce qui nous donne la faculté de voir les objets à une plus grande distance.

Les muscles obliques ou trocléateurs agissent comme des poulies de renvoi; l'action plus ou moins forte de l'un d'eux produit le strabisme; quand ils agissent avec une force parfaitement égale, ils poussent l'œil en avant et le rendent plus convexe, ce qui lui donne la faculté de mieux distinguer les objets qui sont trop près de lui.

La fonction des sourcils est d'absorber une partie des rayons de lumière, et d'empêcher la sueur de pénétrer dans l'œil.

Les paupières servent à modifier l'action de la lumière ; à protéger l'œil du contact des petits corps étrangers, et enfin, par leur réunion, à former un canal triangulaire qui sert de conducteur aux larmes.

Les cils sont destinés à s'opposer à l'introduction dans l'œil des petits insectes ailés et autres corpuscules qui s'élèvent dans l'air.

Toutes les parties dont nous avons parlé jouent un rôle plus ou moins important dans le phénomène de la vision ; elles sont mises en jeu par la lumière.

La lumière est un fluide impondérable qui se meut par rayons avec une vîtesse inconcevable ; il est susceptible de déviation et de décomposition suivant les milieux qu'il traverse.

La lumière est formée de sept rayons, qui constituent le prisme solaire, et présentent chacun une couleur différente ; on les range dans l'ordre suivant : le rouge, l'orange, le jaune, le vert, le bleu, l'indigo et le violet.

Au moment où les rayons de lumière qui émanent de tous les points de la surface des objets extérieurs viennent frapper l'œil, une partie est réfléchie, les autres traversent la cornée qui tend à les rapprocher de l'axe du faisceau qui pénètre dans la chambre extérieure. Par une loi de physique bien connue, les rayons de la lumière se rapprochent de la perpendiculaire au point de contact, toutes les fois que le fluide passe d'un milieu plus rare dans un milieu plus dense; c'est ce qui a eu lieu quand il a traversé la cornée. Parvenu dans la chambre antérieure, la lumière traverse en partie la pupille et sert à la vision; celle qui frappe sur l'iris est réfléchie, et sert au dehors à nous faire juger la couleur de cette membrane. Derrière l'iris, c'est-à-dire lorsqu'elle entre dans la chambre postérieure où elle trouve un milieu semblable à celui qu'elle a traversé dans la chambre antérieure, la lumière ne subit aucune modification. Arrivée dans le cristallin, elle augmente considérablement d'intensité, traverse le corps vitré et vient frapper la rétine. Cependant, toute la lumière qui sort du cristallin ne pénètre pas dans le corps vitré; une portion est en réfléchie pour se porter au dehors et sur la face postérieure de l'iris qui l'absorbe. Les rayons qui traversent l'humeur vitrée trouvant un milieu plus rare que celui qu'ils viennent d'abandonner, s'écartent de la perpendiculaire au point de contact, et deviennent plus convergents au moment où ils frappent la rétine, sur laquelle ils laissent l'image renversée des corps placés dans la direction de l'axe visuel; en somme, on peut comparer l'œil à une chambre obscure: comme dans celle-ci, les rayons s'y introduisent, et leur réflexion sur la rétine donne, comme sur la muraille, une image renversée.

L'iris, par la faculté qu'il a de se contracter et de se dilater, paraît destiné à modifier l'intensité de la lumière, dont l'action irritante détruirait la sensibilité de la rétine. C'est surtout dans les passages brusques d'une vive lumière à un demi-jour qu'on peut observer dans un œil sain la grande facilité avec laquelle l'iris se contracte et se dilate. M. Magendie croit que les mouvemens de l'iris sont soumis à une influence nerveuse indépendante de la rétine. L'opinion du savant physiologiste se trouve confirmée dans les cas où l'iris conserve l'intégrité de ses mouvemens, quoique la rétine ait entièrement perdu la faculté de transmettre les images au cerveau, et, en un mot, quand il y a paralysie ou amaurose.

C'est sur la rétine, comme je l'ai déjà dit, que vient se peindre l'image des objets ; son action est entièrement liée avec celle du nerf optique, sous l'influence de la cinquième paire.

Dans un discours prononcé récemment à l'Académie de Médecine, le docteur Pravaz émet l'opinion suivante :

« Je nie d'abord que ce redressement des objets soit un effet » de l'habitude ; car, s'il en était ainsi, les sujets sur lesquels » on a pratiqué l'opération de la pupille artificielle devraient » voir d'abord les objets renversés, et l'on sait qu'il n'en est » rien. De plus, il me semble que les physiologistes se sont » donné une peine superflue pour nous expliquer comment l'i- » mage des objets peints sur la rétine, étant renversés, nous » voyons néanmoins ceux-ci dans leur situation naturelle ; » leur erreur vient de ce que, séduits par une trompeuse ana- » logie, ils se sont représenté le principe sentant, dans sa » réaction, sur les impressions produites par la lumière, » comme le spectateur observant les images qui viennent se » peindre sur la tablette d'une chambre obscure. Au vrai, ce » n'est pas sur la rétine que nous voyons les objets éclairés,

» pas plus que nous n'entendons les sons dans l'oreille; la cor-
» relation des points sensibles de cette membrane, lorsqu'ils
» sont impressionnés par des faisceaux lumineux émanés d'un
» objet extérieur, établit seulement la situation respective que
» les diverses parties de celui-ci conservent entre elles, mais
» c'est toujours dans un lieu situé au-delà du centre du cône
» lumineux que nous rapportons sa présence; sans doute à
» cause du sentiment instinctif qui nous apprend que l'im-
» pulsion de toute force doit se transmettre suivant une droite,
» nous n'avons donc pas besoin d'un travail intellectuel pour
» nous représenter les objets dans leur véritable situation à
» notre égard. »

L'opinion de ce confrère ne nous paraît pas de nature à détruire les opinions émises jusqu'à ce jour par nos savans physiciens et physiologistes sur le mécanisme de la vision, et, jusqu'à preuve du contraire, nous persistons à croire que les objets se peignent sur la rétine de la manière que nous l'avons indiqué en traitant cette question.

De nombreuses expériences ont conduit le professeur Magendie à penser que la partie la plus sensible du système nerveux n'est pas la rétine.

Telle est l'histoire abrégée du mécanisme de la vision, et l'usage des parties qui composent l'organe du sens le plus exquis, celui qui nous met en rapport avec les objets extérieurs, nous permet de mesurer leur distance et d'estimer leur grandeur. Sans lui, plus de jouissances; tout est mystère pour l'infortuné privé de la lumière; forcé de se livrer à une main conductrice, celui qui perd la vue perd aussi le premier bien de la nature, la liberté!... Quand le rideau s'abaisse sur la scène du monde, et qu'il ne lui est plus permis de pénétrer toute la grandeur et la beauté du spectacle de l'Univers; quand il ne peut plus en contempler la sublime harmonie; quand il entend encore ses parens, ses amis, mais qu'il ne les voit plus, la tristesse s'empare de son âme; déjà il ne vit plus, il végète.

OPINION DES AUTEURS

SUR L'ORGANISATION DES PARTIES CONSTITUANTES DE L'OEIL.

Chaque science a ses rêves, a dit Fontenelle, et chaque individu qui se livre à l'étude est en proie aux tourmens de l'orgueil et de la curiosité. Quand on veut dépasser les bornes posées par la nature, c'est alors que ses productions se présentent à nous sans qu'il nous soit possible de connaître leur forme et leur mode d'agir. Il est des choses qu'on ne peut jamais que soupçonner à travers le nuage ténébreux qui les couvre. C'est là qu'obéissant à l'esprit de système l'observateur s'écarte des routes de la vérité, surtout s'il se livre à des recherches qui nécessitent l'emploi d'instrumens qui viennent au secours de la vue; il est bien difficile qu'on ne soit pas entraîné par l'ascendant de ses idées, quand on veut vérifier celles que d'autres ont émises avant nous; celui qui s'est étayé de quelques faits pour établir son opinion personnelle, ne voit jamais ce que les autres ont vu. C'est sans doute de là que sont nés les sentimens si différens que les anatomistes ont énoncés sur la nature des parties qui entrent dans la composition de l'œil, et sur l'ordre de fonctions qu'elles remplissent.

Celui qui lit les auteurs anciens est frappé de la divergence de leurs idées, et il s'étonne de retrouver encore le même défaut parmi les modernes. Hovius, Heister, Méry, Voolhouse, Vesale, Ruisck et St-Yves, nous ont laissé des ouvrages qui ajoutèrent à la réputation de leurs auteurs, mais qui ne servirent point à cette époque à étouffer les nombreuses contradictions qui divisent encore les ophtalmologistes. St-Yves, dans son traité des maladies des yeux (page 10), en parlant de la sclérotique, s'exprime ainsi : Cette membrane qui renferme toutes les parties constituantes de l'œil, est transparente par devant, et opaque dans le reste de son étendue, c'est d'où vient qu'on a nommé sa partie antérieure cornée transparente, et le reste de son étendue cornée opaque. On peut diviser l'une et l'autre portion en plusieurs lames appliquées les unes sur les autres, puis il ajoute que cette membrane paraît être une continuation du nerf optique.

Il est facile de voir combien cette définition est défectueuse ; nous savons aujourd'hui que la cornée opaque est indépendante de la cornée transparente ; celle-ci peut en effet se diviser en plusieurs lames ; mais la sclérotique n'est formée que d'une seule dont les fibres sont inextricables. Une autre considération qui nous fait regarder l'opinion de St-Yves comme fausse, c'est que la sclérotique est de nature toute fibreuse, et que la cornée transparente est entièrement dépourvue de fibres.

Heister, dans son traité abrégé d'anatomie, n'a point commis la même erreur. Il dit, au contraire, que la cornée, *cornea*, se divise en deux lames à sa partie antérieure, et qu'elle est composée d'une seule lame dans le reste de son étendue. Winzlow, Sabatier, Lieutaud, etc., n'admettent qu'une seule tunique dans la sclérotique, et sacrifient ainsi l'albuginée que leurs devanciers avaient décrite avec beaucoup de *précision*. Le baron de Venzel, dans son manuel de l'oculiste, décrit l'albuginée d'après l'opinion des anciens anatomistes; mais il dit, en terminant, que les anatomistes modernes nient l'existence de cette membrane. M. Beclard reconnaît deux lames à la sclérotique, mais il démontre que l'externe n'est pas la continuation de la dure-mère, et que l'interne est formée par le névrilême du nerf optique.

Voolhouse et Mariotte regardent la choroïde, comme une production de la pie-mère. Heister professe une opinion opposée. Un grand nombre d'anatomistes modernes ont partagé l'opinion des premiers, et d'autres, avec M. Cloquet, nient cette connexité.

Voolhouse assure que la choroïde peut être divisée en plusieurs lames. Malgré tous les moyens employés par les anatomistes, de nos jours on n'a pu parvenir qu'à la diviser en deux. Quelques écrivains considèrent le pigmentum qui recouvre la face interne de la choroïde comme une membrane.

On connaît la grande discussion qui s'éleva entre Heister et Voolhouse; ce dernier prétendait que la chambre postérieure de l'œil contenait une plus grande portion d'humeur aqueuse que la chambre antérieure; il est certain qu'il avait mal observé.

Qui ignore les argumens que ces deux anatomistes produisirent pour établir la nature musculeuse, ou vasculeuse de l'iris? Il serait trop long et très inutile de passer en revue les idées de tous ceux qui ont écrit sur l'œil. Les physiologistes ne sont guère plus d'accord sur les fonctions qui remplissent les parties qui composent cet organe. On a très long-temps agité la question de savoir si la rétine était le principal organe de la vision. Le physicien Carthésuès a prétendu que oui ; Mariotte, dans son traité des nouvelles découvertes touchant la vue, attribue l'action principale à la choroïde; d'autres avaient cru devoir la rapporter au cristallin. Aujourd'hui, l'action de la rétine est regardée comme une action vitale, ce qui veut dire en d'autres termes, qu'on ne sait rien de positif à ce sujet.

Il est une question fort importante pour mon travail ; de sa solution dépendrait peut-être le sort de cet opuscule, mais il est à craindre que tous mes efforts ne parviennent pas à détruire les doutes, et à convaincre les médecins. Voici cette question :

Le cristallin reçoit-il des vaisseaux ou n'en reçoit-il pas? On ne saurait énumérer le nombre d'opinions émises pour et contre. Mais pour abréger des discussions oiseuses, je commencerai par citer textuellement le paragraphe du dictionnaire de médecine qui résume la discussion sans rien conclure.

« On est fort peu d'accord sur la présence ou l'absence des » vaisseaux sanguins dans la substance du cristallin ; il paraît » probable que les ramifications artérielles se bornent à sa » membrane, et il est à peu près certain qu'il ne reçoit aucun » nerf. »

Toutes les fois qu'une opinion se fonde sur des probabilités n'est-on pas en droit de douter de sa rectitude ? Quand la nature se dérobe à notre observation, doit-elle plier sous des idées souvent préconçues et nous suivre dans la marche aventureuse que trace toujours une imagination ardente; si nous n'avons pas observé de vaisseaux dans le cristallin, devons-nous l'attribuer à l'absence réelle de ces mêmes vaisseaux ou à l'insuffisance de nos moyens d'investigation ? Que d'hypothèses et de théories renversées, si la nature dans un de ses caprices nous divulguait ses secrets et nous montrait la réalité. L'esprit humain a ses limites, la nature n'en connaît pas ; si nous la suivons, elle nous égare là où l'homme sage doit se borner à l'admirer.

Après avoir décrit le globe de l'œil et ses parties constituantes, M. de St-Yves ajoute : « Toutes les parties que je viens » de décrire reçoivent des nerfs, des artères et des veines. »

On lit dans *Hovius*, Morgagny, Heister, et une foule d'autres auteurs : « Vasa sanguifera modo mirabili per inter- » nas oculi partes distributa, oculum adeuntes, quibus tunica » et humores nutriuntur. Venæ verò partìm ad sinus dura- » matris, partìm ad jugulares venas sanguinem revehunt. » Hovius (1) dans son traité des humeurs de l'œil, nous fait clairement comprendre qu'il admettait dans cet organe des vaisseaux sanguins et lymphatiques : « Vasa minora in oculo » quæ sanguinem non amplius vehunt sed etiam lymphaticum » vehunt. »

(1) Hovius tractatu de motu circulari humorum oculi.

Heister (1) dans la description qu'il donne des parties de l'œil, après avoir dit du ligament ciliaire « ligamentum » ciliare annulare pro motu vitrei et cristallini », ajoute encore : « Circulus anteriosus et venosus sub hoc (ligamento) ex quibus » vascule per uveum, choroidum, ligamentum ciliare, cristal- » linum, et humorem vitreum mirabiliter distribuuntur. » Les observations laissées par cet auteur prouvent qu'il connaissait très bien la capsule cristalline; et s'il eût pensé que les vaisseaux arrivassent sur cette membrane sans pénétrer dans le cristallin, il n'eût pas employé le *cristallinum*, il eût dit : Per cristallini tunicam modo distribuuntur.

Winslow s'exprime ainsi : « Les injections extrêmement » fines réussissent quelquefois dans les nouveaux nés, et font » appercevoir les vaisseaux de la membrane cristalline et de » la membrane vitrée. Ces vaisseaux m'ont paru, dans un » fœtus d'environ six mois avoir pénétré une partie de la masse » du cristallin et de l'humeur vitrée. »

Zinn dit que les vaisseaux qui rampent sur la capsule du cristallin, pénètrent ensuite jusques dans la propre substance de ce corps ; et il appuie son opinion sur celles de Winslow, et d'Albinus, qui ont vu ces vaisseaux sur un œil humain, ce qui est assuré par Haller, Moërhing, Lobé, Camper, Kevermann, et Moeller.

Zinn dit encore que Bertrandi et Senac, ont vu des vaisseaux sanguins dans la propre substance du cristallin.

Le cristallin est fixé dans la capsule, et retenu en place par

(1) Compendium anatomicum.

des filamens très fins, nombreux, parallèles, fasciculés, transparens, et d'une nature particulière, spéciale, qui se portent de l'intervalle des procès ciliaires à la circonférence de la capsule cristalline sur laquelle ils s'épanouissent, les uns sur la face antérieure, les autres sur la postérieure. Ces filamens ne seraient-ils pas de nature vasculeuse, et leur tenuité ne suffirait-elle pas pour nous les faire méconnaître? On sait du reste qu'ils se laissent pénétrer par une solution de gallate de fer. Je livre cette question aux réflexions des anatomistes; si j'adopte les idées des auteurs que je viens de citer, c'est qu'elles sont conformes à celles qui m'ont guidé dans les recherches que j'ai faites pour faire parvenir dans le cristallin une puissance médicamenteuse capable de détruire la cataracte, en activant la circulation des fluides dans des tubes dont la ténuité nous empêche de constater l'existence.

On ne doit pas supposer que j'ignore tout ce qui a été dit pour soutenir l'opinion qui n'admet pas de circulation directe dans le cristallin. Parmi les objections que m'ont faites les médecins, la plus forte en apparence, est celle du docteur Broc, l'un de nos plus savans anatomistes : « Pour arriver au » cristallin, les vaisseaux que vous supposez partir de la » capsule devraient traverser l'humeur de morgagny, et il » paraît impossible que la nature fasse une pareille exception » en faveur de ce tissu : » Et pourquoi pas lui répondis-je ; je crois, moi, que l'humeur de morgagny n'est autre chose que le produit de l'exhalation des vaisseaux dont vous n'admettez pas l'existence; quoi qu'il en soit de ces deux manières de voir, il faut prouver la fausseté de mes observations, et démontrer que je n'ai point d'action sur la matière cataractante, car si vous adoptez une ou plusieurs des modifications que les médicamens font subir à la cataracte, vous serez forcé de reconnaître l'existence des vaisseaux importateurs et exportateurs.

DE LA CATARACTE.

En remontant à l'histoire de la cataracte, en lisant les écrits que nous ont laissés nos anciens maîtres, il est facile de se convaincre qu'ils connaissaient cette maladie, mais qu'ils en ignoraient le siége. La perfection de la science consiste à pouvoir distinguer les moyens par lesquels on arrive le plus sûrement à la réalité, c'est donc la route de l'observation qu'il faut suivre constamment; elle seule peut fixer notre imagination absorbée par l'œuvre immense de la création; elle est la source féconde de nos idées et le coup-d'œil du génie. C'est sans doute à ce défaut d'observation qu'il faut attribuer les erreurs qui accompagnèrent long-temps l'étude de la cataracte.

La physique, encore dans l'enfance, ne pouvait être d'aucun secours aux médecins qui s'occupaient de cette affection. Les Arabes dont les connaissances remontent aux temps les plus reculés, ont laissé quelques écrits qui nous prouvent évidemment que les notions qu'ils possédaient sur la cataracte n'étaient pas très exactes. Selon tous les praticiens de cette époque, elle consistait dans la formation d'une membrane due elle-même à l'épaississement accidentel de l'humeur aqueuse.

On se rendra facilement compte de cette méprise, si l'on considère qu'autrefois le cristallin était regardé comme l'organe immédiat de la vision. En déplaçant le corps dont l'opacité formait la cataracte, on était loin de soupçonner que ce corps fût le cristallin lui-même, puisque, suivant l'opinion adoptée, la vision n'aurait pu avoir lieu si cette partie de l'œil eût cessé d'exister.

Ce ne fut qu'en 1604 que le physicien Kepler avança que le cristallin ne pouvait être l'organe spécial de la vision, puisqu'en raison de sa transparence, il ne jouissait pas de la faculté de retenir les rayons lumineux. Cette découverte fit penser que le cristallin pouvait être le siége de la cataracte, et il ne manquait plus que des faits pour que ce pressentiment se convertît en certitude.

Les premières observations qui furent publiées sont dues au chirurgien Quarré et à Remi-Lanier, qui fit de ce point de doctrine le sujet d'une thèse qu'il présenta au collége de chirurgie. Borel vint après eux présenter plusieurs observations bien faites pour affermir l'opinion qu'ils avaient émise; mais par cette raison qu'une opinion nouvelle, quelque bien établie que soient les bases sur lesquelles elle repose, trouve toujours des incrédules quand elle est assez heureuse pour ne pas trouver des diffamateurs ; il s'en suivit qu'il n'y eût qu'un très petit nombre de médecins qui se rendirent à la vérité. En 1707, tous les doutes furent détruits par les observations de Maître Jean, d'Heister, et de Méry. Ce fut peu de temps après que Morand, dans une séance de l'académie des sciences, repoussa les idées de ceux qui prétendaient encore que la cataracte n'était due qu'à la formation d'une nouvelle membrane. Les esprits devenus plus sages, cédèrent alors et se rendirent à l'évidence.

La cataracte consiste dans l'opacité du cristallin, de sa membrane ou de l'humeur qu'elle secrète (humeur de morgagny). Si le cristallin seul est opaque, on nomme cette cataracte cristalline ou lenticulaire. Quand l'obstacle réside dans la membrane de ce corps, on la nomme cataracte membraneuse ou capsulaire. Enfin, si l'opacité de l'humeur de morgagny s'oppose à la vision, la cataracte produite par l'altération de cette liqueur a été nommée laiteuse ou morganienne.

Beer divise les cataractes en vraies et en fausses; dans les premières il comprend les trois espèces dont nous avons déjà parlé, et dans les secondes, il range toutes les maladies qui existent entre l'iris et le cristallin, et qui peuvent apporter du trouble dans la vision.

L'opacité de l'humeur de Morgagny existe rarement seule; elle est ordinairement accompagnée de celle de la membrane capsulaire, ou du cristallin lui-même. Si les cataractes lenticulaire, membraneuse et morganienne se trouvent réunies, c'est alors qu'on dit que la cataracte est complète. Il arrive souvent que la cataracte occupe à la fois le cristallin et sa membrane; on la nomme alors capsulo-lenticulaire. Dans les cas les plus ordinaires, le cristallin seul est opaque.

La capsule du cristalin peut devenir opaque à sa partie antérieure ou postérieure, au point où elle est en contact avec le corps vitré. La forme, la couleur, la disposition de la matière inégalement placée, fournissent un grand nombre de dénominations. Quand elle est située à la partie antérieure de la capsule, on remarque des taches blanches superficielles, convexes et placées derrière la prunelle; si par leur configuration ces taches offrent l'apparence de stries, la cataracte à laquelle elles donnent lieu prend le nom de cataracte barrée, étoilée, en treillage, etc., etc. On sent combien ces dénominations doivent varier, suivant le nom que l'observateur est conduit à leur appliquer.

Si l'opacité paraît profonde et concave, on présume qu'elle a son siége à la partie postérieure de la capsule. Les Allemands ont nommé cataracte enkistée celle dont la capsule fortement convexe pousse l'iris dans la chambre antérieure.

Beer, que j'ai déjà cité, et qui a savamment traité de la maladie qui fait l'objet de mes études, admet encore plusieurs autres variétés; il en signale une qu'il nomme pyramidale, qui est formée par la saillie en forme de cône que fait en avant la capsule cristalline. Enfin, selon Travers, il peut arriver que la cataracte capsulo-lenticulaire renferme un kiste purulent; cette variété est connue sous le nom de cataracte putride.

On a établi d'autres espèces, dit M. le baron Boyer, en raison de la consistance du cristallin, et de la nature du liquide qui l'entoure; c'est ainsi qu'on distingue les cataractes en solides, caseuses et laiteuses. M. de St-Hyves, dans son traité des maladies des yeux, fait observer que ces prétendues variétés, tirées de la consistance du cristallin, ne sont que les différens degrés d'altération par lesquels il doit passer avant d'arriver à sa parfaite maturité.

C'est aux cataractes fausses que Beer rapporte la cataracte albumineuse, qui paraît être la suite de l'enflammation de l'iris. La cataracte purulente, sanguinolente, dendritique ou arborescente, etc., etc., sont autant de nuances qui ne peuvent être d'une bien grande utilité dans la pratique, mais dont il faut constater l'existence; il en est de même des cataractes branlantes.

La cataracte est simple quand elle n'est accompagnée d'aucune lésion des enveloppes de l'œil; dans le cas contraire, elle est compliquée.

Lorsque la cataracte n'est pas le résultat d'une inflammation intense, elle se forme ordinairement avec une grande lenteur; il est rare qu'elle se forme instantanément sous l'influence d'une inflammation chronique. Les personnes chez lesquelles une cataracte se forme sans cause connue ont sans cesse devant les yeux un nuage léger dans lequel voltigent des points noirs, des filamens, des barres, des toiles d'araignées, des mouches, des moucherons, des atômes de toute espèce, etc., etc. Ces aberrations de la vue sont connues sous le nom d'imaginations ou hallucinations; elles indiquent l'opacité *partielle* des tissus qui sont le siége de la cataracte. Il arrive souvent que la cataracte ne se forme que sur un œil, si les imaginations n'en sont pas le signe précurseur, comme cela arrive quelquefois. Les malades ne s'aperçoivent pas de suite du changement graduel qui s'opère dans la vision de cet œil;

ils disent pourtant quelquefois qu'ils ont un œil plus faible que l'autre ; mais ils acquièrent la triste conviction de la diminution ou de la perte complète de la vision de cet organe, s'il leur arrive de fermer l'œil sain pour fixer les objets qu'ils désirent observer.

Si la cataracte se forme sur les deux yeux à la fois, tous les corps extérieurs paraissent entourés d'un nuage qui augmente graduellement d'épaisseur, et après avoir vu pendant un temps plus ou moins long des mouches, de la poussière, des flocons de neige ou de laine, des toiles d'araignée, etc., etc., les malades ne distinguent plus les couleurs, et il leur devient impossible de marcher sans guide.

Une chose digne de fixer l'attention dans la marche progressive de cette maladie, c'est qu'avant l'entière cécité, les cataractés distinguent encore les couleurs vives quand on les leur présente dans un appartement peu éclairé, et qu'on a la précaution de leur faire tourner le dos à la fenêtre d'où vient le jour. A une époque plus avancée de la maladie, les cataractés distinguent mieux à une vive lumière.

Ces phénomènes sont expliqués par les mouvemens de l'iris, qui, se dilatant à une lumière peu intense, laisse tout le cristallin à découvert, et comme il est constant que le pourtour de la lentille est la dernière portion de ce tissu à se cataracter, elle permet encore le passage de quelque rayon, qui donne au malade la faculté de distinguer certains objets. A une époque plus avancée, c'est-à-dire quand la cataracte a acquis son dernier degré de développement, le malade distingue moins mal à une vive lumière qu'à un demi-jour.

Les enfans qui naissent avec la cataracte roulent involontairement les yeux dans les orbites; ils semblent chercher la lumière qu'ils ne peuvent fixer; ils ne distinguent aucun objet; tout est pour eux dans les ténèbres.

Nous devons noter que le plus grand nombre des personnes affectées de la cataracte éprouvent une sensation tellement douloureuse quand elles sont exposées au grand jour, qu'elles sont forcées de fermer les paupières pour préserver l'œil ou les yeux du contact de la lumière.

Les auteurs que nous avons consultés, et qui sont presque tous calqués les uns sur les autres, n'ont point noté ce phénomène que nous avons déjà observé sur un grand nombre de sujets. On verra dans nos observations que la sensibilité insolite des yeux diminue rapidement sous l'influence de notre méthode, et que dans peu de jours la plupart de nos malades supporteront impunément l'action de la lumière la plus vive.

CAUSES DE LA CATARACTE.

La plus grande obscurité a régné jusqu'à ce jour sur les causes de la cataracte. Suivant les anciens, ces causes peuvent être internes, et donner naissance à une cataracte spontanée; elles peuvent aussi être externes et produire la cataracte accidentelle.

Maître-Jean voyait la cause de cette maladie dans une

humeur acide qui ternissait le cristallin. St-Hyves s'exprime ainsi : La première chose qui arrive dans la formation de la cataracte de cause interne est l'épaississement et la viscosité des sucs qui passent dans les vaisseaux de la membrane qui assujetit le cristallin dans l'humeur vitrée et *dans ceux du cristallin même.*

Nous pensons que dans l'état actuel de nos connaissances il n'est pas besoin de discuter longuement pour réfuter une pareille opinion, car tous les médecins savent très bien que la viscosité des sucs nourriciers ne peut être qu'un effet d'une cause première, telle qu'une irritation ou autre modification du tissu, puisque le réformateur de la médecine, l'auteur de l'examen des doctrines médicales a prouvé à tous les médecins que les humeurs n'obéissent qu'aux lois de l'irritation, et qu'elles ne s'altéraient elles-mêmes que dans les tissus chargés de les produire ou dans le lieu malade où elles séjournent un temps plus ou moins long.

On ne peut sûrement pas se contenter de l'explication donnée par M. de St-Hyves, pas plus que de celles que nous ont laissées les auteurs qui l'ont précédé ou suivi dans cette étude ; ainsi nous allons examiner les circonstances dans lesquelles la cataracte se développe, et nous tâcherons ensuite d'expliquer comment elle se forme. Nous pensons que cet examen nous fournira des preuves à l'appui de notre opinion.

Il y a long-temps que les médecins qui ont suivi la marche progressive de la science ne croient plus que les vices scorbutiques, syphilitiques, herpéthique, psorique, rhumatique goutteux, etc., etc. puissent produire la cataracte. M. Récamier a pourtant parlé d'un vieillard atteint de cataracte syphylitique, qui fut guéri par un traitement anti-vénérien non dirigé contre elle. Ce fait ne pourrait-il pas appeler l'attention de ceux qui nient la possibilité de guérir la cataracte par des médicamens ? Tous les ophtalmologistes ont signalé comme cause de la maladie qui nous occupe l'application constante à fixer de petits objets, l'impression d'une vive lumière, comme il arrive aux verriers, aux forgerons, aux cuisiniers, aux brodeuses, aux lapidaires, etc., etc.; mais ces causes peuvent aussi bien donner naissance à d'autres maladies de l'œil qu'à celle qui nous occupe.

Un érysipèle à la face, l'abus des liqueurs spiritueuses, une vive affection de l'ame, les lésions de l'œil, les plaies, les contusions de cet organe, les chutes sur la région orbitaire, etc., etc., telle est la nomenclature des causes productrices de la cataracte que tous les auteurs depuis Morgagny jusqu'au baron Boyer, nous ont indiquées. M. L'héritier, interne à l'hôpital St-Louis, a bien voulu me communiquer une observation de cataracte survenue à la suite d'un choléra, dont la période typhoïde fut très intense. Lassus a vu un homme cataracté après avoir reçu un violent soufflet, un autre éprouva la même maladie à la suite d'un coup de pied de cheval qui porta sur la région orbitaire, les os maxillaires et propres du nez.

Glaise rapporte un fait assez extraordinaire de cataracte survenue à la suite d'une ophtalmie violente produite elle-même par un baiser qu'une femme avait pris sur cet œil, en faisant une forte succion. On verra les observations de MM. Lacroix et

Hubert, que j'ai traités pour une cataracte survenue chez le premier, dix jours après avoir reçu un coup de crosse de fusil sur l'arcade *surciliaire*, et le second après avoir reçu sur la cornée un éclat de bois qui produisit un ulcère de ce tissu, une ophtalmie des plus intenses et une cataracte mûre huit jours après cet accident.

Il ne m'est pas encore bien démontré que les vieillards soient plus souvent atteints de cataracte que les adultes, je me garderai donc de reproduire une opinion déjà contestée.

On voit des familles où cette maladie affecte un certain nombre de sujets dans un âge plus ou moins avancé; telle est la famille Diétérick dont parle M. Guiramand dans une dissertation soutenue en 1830.

Je parle dans mes observations de quatre enfans d'une famille irlandaise, auxquels j'ai donné des soins; le père et la mère ont d'excellens yeux, et ils ont eu la douleur d'avoir six enfans venus au monde avec des cataractes mûres, tandis que deux autres jouissent de l'intégrité de la vue. Enfin, j'ai soigné pendant quelque temps les nommés Hédouin, d'Argenteuil, le frère et la sœur sont porteurs de deux cataractes congéniales qui leur permettent de lire en plaçant les caractères sur l'œil, ils se conduisent l'un et l'autre avec assez de hardiesse; comme je n'ai pu continuer le traitement, et que je n'ai obtenu qu'un demi-succès, je ne donnerai pas d'observations sur ces deux individus, que je ne cite dans cette partie de mon travail que pour servir à l'histoire de cette pénible et bizarre affection.

M. le docteur Pravaz, dans ses considérations sur les causes probables du strabisme, présentées à l'Académie de médecine dans le mois d'octobre 1832, cite l'observation de l'épouse d'un célèbre jurisconsulte, chez laquelle une cataracte se développa à la suite de douleurs assez graves dans l'encéphale; il dit que « cette dame étant à la promenade sur le bord de la » Seine, la tête couverte d'un chapeau noir, ressentit tout-à- » coup une chaleur très-vive dans un point de l'occiput, » qu'elle y porta la main, et que la chaleur y était *sensible* » *au toucher*; forcée de s'asseoir à cause d'un éblouissement, » quand elle ouvrit les yeux, elle aperçut une grosse mouche » noire, changeant sans cesse de forme, placée entre elle et » les objets extérieurs, et tellement désagréable qu'il en résul- » tait des nausées, etc.; » enfin, cette hallucination était le signe précurseur d'une cataracte à l'œil droit, qui fut diagnostiquée d'abord par un de nos confrères et ensuite par M. Pravaz lui-même, qui adressa cette dame à M. Gondret, lequel lui appliqua très-heureusement la cautérisation sincipitale.

Il est facile de juger que dans toutes les citconstances dont nous venons de parler, le développement de la cataracte ne doit être attribué qu'à l'inflammation. C'est elle seule que je regarde comme cause spéciale de cette affection, et je dois de nombreuses actions de grâces au réformateur de la médecine, ou pour parler plus rigoureusement à son régénérateur, dont la doctrine m'a constamment servi de guide dans l'étude à laquelle je me suis livré.

L'inflammation chronique, celle qui se montre le plus souvent chez les sujets qui apportent une application soutenue à fixer des objets brillans ou très-fins, produit une cataracte qui parcourt lentement toutes les périodes nécessaires pour arriver à sa formation complète.

L'inflammation aiguë, celle qui s'annonce avec intensité, n'existe pas sans rougeur, tension et douleur des parties ambiantes et protectrices de l'œil; elle est, dans la pluralité des cas, causée par une lésion externe quelconque. Eh bien! cette inflammation produit une cataracte toujours plus promptement formée que celle qui survient sans lésion appréciable de l'œil ou de ses annexes.

De ces deux sortes d'inflammations, soit aiguë soit chronique, il résulte un défaut d'équilibre entre deux fonctions importantes, la sécrétion et l'absorption; c'est à ce trouble qu'il faut rapporter la formation de la cataracte. Le sang arrivant dans les vaisseaux de l'œil avec trop d'affluence, fournit la matière d'une secrétion qui diffère de celle produite dans l'état normal, non-seulement par son abondance, mais aussi par son altération. La faculté absorbante des vaisseaux lymphatiques doit nécessairement diminuer en raison de cette augmentation de sécrétion; la matière sécrétée qui devait être reprise par les vaisseaux lymphatiques, séjourne dans les parties qui la contiennent, et prend une consistance variable suivant les sujets chez lesquels elle se produit.

Si l'on prend pour exemple l'inflammation de la muqueuse nasale qui produit le rhume du cerveau (coriza), que se passe-t-il? D'abord, la sécrétion est arrêtée par une sorte de balancement qui tend à s'établir entre elle et l'absorption, ce balancement est bientôt détruit par l'inflammation qui marche toujours, alors la matière sécrétée devient très-abondante et liquide comme de l'eau ; perdant ensuite de sa transparence, elle ne tarde pas à changer de nature et à prendre une consistance qui peut la faire comparer à de l'albumine. On voit que durant le cours de cette inflammation, le produit de cette sécrétion a subi diverses modifications qui peuvent également avoir lieu dans l'œil. On me demandera sans doute comment il se fait que dans toutes les cataractes, le cristallin ne prenne pas, avec le temps, la même dureté qu'il prend en d'autres cas; à cette objection je répondrai qu'il ne se forme pas toujours des concrétions tophacées dans les articulations des personnes affectées de la phlegmasie connue sous le nom de goutte, et que ces différences ne sont dues qu'à une modification de composition qui tient elle-même au degré et à la nature de l'inflammation, ou bien encore à la situation particulière des tissus sécréteurs. D'ailleurs, tout le monde sait que les kistes contiennent souvent, sur le même individu, des matières dissemblables. Les opérateurs attendent presque toujours que l'enfant porteur d'une cataracte congéniale ait atteint l'âge de quinze à dix-huit ans, et malgré les raisons données par le baron Boyer, qui veut attendre, dit-il, que l'enfant ait acquis assez de connaissance pour être docile pendant l'opération qu'il désire lui-même, j'ai quelques dispositions à croire que c'est pour attendre que la lentille ait acquis le degré de consistance nécessaire au succès de l'opération.

On sait que les jeunes enfans ont le tissu gélatineux, en conséquence de cette raison anatomo-physiologique, on agit très prudemment en attendant que l'âge et le développement du sujet aient augmenté le degré de consistance du cristallin ; car il se passe dans ce tissu ce qu'on remarque dans les autres parties du corps, dans les os, par exemple, qui deviennent plus abondans en phosphate calcaire. Ne serait-ce pas par ce phénomène qu'il conviendrait d'expliquer le grand nombre de cataractes gypseuses qui se rencontrent chez les vieillards ?

On ne manquera pas de m'objecter que ce n'est pas toujours l'inflammation qui cause la cataracte, puisqu'on la voit se développer spontanément après une vive affection morale. Qu'on réfléchisse et on sera convaincu, comme le sont tous les élèves de M. Broussais, que les vives affections morales produisent souvent une irritation. N'arrive-t-il pas qu'en apprenant une nouvelle fâcheuse, il est des sujets chez lesquels l'irritation produite détruit l'équilibre des fonctions de sécrétion et d'absorption, et que de ce phénomène il en découle une foule d'autres, tels que vomissemens, diarrhée, érysipèle, dartres et autres exanthèmes cutanés. Ne voit-on pas dans les mêmes circonstances, le sang poussé avec violence vers l'encéphale, produire une apoplexie foudroyante ? Pourquoi donc une commotion morale violente, ne développerait-elle pas dans l'œil une irritation capable de produire la cataracte comme elle produit une amaurose ?

A quoi faut-il attribuer la formation de la cataracte à la suite d'un érysipèle de la face, si ce n'est à l'inflammation sympathique qui s'est développée dans l'œil ? Que doit-on penser à l'égard de la cataracte citée par Gleize, qui parut chez un individu qui fut embrassé sur l'œil par une femme, qui donna à ses lèvres la forme convenable pour produire l'effet d'une ventouse? Et cette femme cataractée après un choléra durant lequel il s'était fait une congestion sanguine vers la tête; et la femme de ce jurisconsulte, citée à l'Académie de médecine par le docteur Pravaz, qui éprouva une chaleur insolite sur un point de l'occiput; si ce n'est que ces cataractes comme toutes les autres, ont eu pour cause un dérangement dans les fonctions des vaisseaux sanguins et lymphathiques de l'œil, en un mot, inflammation.

On a dit tout récemment encore qu'une cataracte ne pourrait être produite par la répercussion d'un exanthème, et pourquoi cela n'aurait-il pas lieu puisqu'on voit une cataracte se développer quand une inflammation des enveloppes de l'œil disparaît? On m'objectera encore que les enfans naissent avec des cataractes, et que rien ne démontre qu'elles se soient formées sous l'influence d'une inflammation. Je répondrai que les enfans viennent au monde avec des entérites, des gastro-entérites, des cystites, des encéphalites, et une foule d'autres altérations morbides, qui n'ont d'autres causes que l'inflammation, et que rien n'empêche le développement d'une cataracte sous l'influence des mêmes modificateurs.

Si les raisons que j'ai données en faveur de mon opinion sur les causes de la cataracte n'étaient pas suffisantes pour convaincre certains esprits, je les engagerais à étudier cette maladie sur un grand nombre de sujets.

Ils apprendront qu'un œil cataracté est toujours extrêmement sensible, et que le contact de la lumière importune les malades au point de les obliger de fermer les paupières.

Si les membranes ou les humeurs de l'œil n'étaient pas sous l'influence d'une phlegmasie chronique, la lumière serait mieux supportée par les yeux cataractés que par les yeux qui sont sains, puisque l'opacité ne permet que le passage d'une fraction de rayons lumineux qui seraient incapables de produire un pareil phénomène sur un œil exempt de phlegmasie. Je puis dire avec certitude que la sensation que les malades perçoivent par le contact de la lumière, est presque aussi douloureuse que dans les cas d'ophtalmie. Cette dernière preuve que tout le monde peut vérifier à loisir, me semble de nature à porter la conviction dans les consciences les plus scrupuleuses.

La cataracte, a dit feu M. Delpech, est une sorte de nécrose du cristallin ; cette définition du professeur de Montpellier, semble fort heureusement appliquée ; en effet l'inflammation modifie la sécrétion et finit par altérer les vaisseaux sécréteurs eux-mêmes, qui ne fournissant plus de sucs nourriciers au corps lenticulaire, le placent dans les mêmes circonstances que toutes les autres parties du corps humain qui sont privés de circulation, il s'étiole et meurt.

Si la circulation est languissante, mais qu'elle ne soit point éteinte, on peut espérer la guérison de la cataracte, au cas contraire, on ne doit fonder aucun espoir sur le traitement médical ; non, mille fois non, la médecine n'aura jamais la puissance de régénérer un tissu frappé de mort. Elle rétablit l'équilibre quand il y a trouble dans les fonctions, mais le créateur seul a la puissance de ranimer ce qui est privé de la vie. C'est dans ces cas malheureux que l'opération chirurgicale devient la seule ressource de l'individu qui a eu le malheur d'atteindre le dernier degré de cette maladie.

Pour guérir la cataracte, on a mis en usage deux modes d'opérations : le premier consiste dans l'abaissement, et le second dans l'extraction du cristallin. Il n'entre pas dans le plan de cet opuscule de critiquer l'une ou l'autre méthode ; mais bien de les rendre inutiles en guérissant la cataracte au moyen d'un traitement simple, facile, et exempt de toute espèce d'accidens. Je me bornerai à citer les résultats obtenus dans le courant de l'année 1830, par les deux professeurs qni ont adopté dans leur hôpital, les deux méthodes employées jusqu'à ce jour.

A l'Hôtel-Dieu, où M. Dupuytren emploie l'abaissement, sur 16 malades admis dans ses salles il a pratiqué 17 opérations de cataracte, dont une congéniale, une accidentelle et 14 doubles ; le résultat définitif donne 13 succès, 3 guérisons incertaines et un insuccès. Tous les praticiens conviendront que c'est jouer de bonheur ! Mais quand on a lu attentivement les observations recueillies et consignées dans la thèse de M. Guiramand, on ne peut s'empêcher de gémir sur leur laconisme et surtout sur la manière dont il déclare que le succès a suivi l'opération. Mais si je ne me trompe, ce jeune confrère ne donne un si grand nombre de succès à son maître, que parce qu'il a vu les opérés se conduisant seuls, et jugeant à peu près les gros objets, car je me rappelle un paragraphe de sa dissertation dans lequel il dit : que toutes les méthodes opératoires ont des inconvéniens, et que nul ne peut répondre de guérir son malade. Il dit encore, en parlant de ce Diétérik, qui a subi trois fois la même opération, et qui est sorti de l'hôpital avec une bien faible amélioration : *Je pense que Diétérik voit aussi bien qu'il est possible de voir après l'opération de la cataracte.* Il dit encore dans un autre paragraphe qu'il espère que *le médecin de Lyon rendra bientôt sa méthode publique, et qu'il aura, par cela seul, rendu le plus grand service qu'il soit possible de rendre à l'humanité, s'il guérit la cataracte sans opération.....*

A la charité, M. Roux a fait, dans la même année, cinquante-neuf opérations par la méthode qu'il a adoptée, l'extraction. Moins heureux que son rival de gloire, ce célèbre chirurgien n'a compté que trente-un succès, sept guérisons incertaines, dix-neuf insuccès, dont sept cataractes secondaires. J'ai la certitude que si M. Guiramand avait pris l'adresse de tous les opérés qu'il a observés à cette époque, et qu'il nous eût fait part du résultat de son travail, il répéterait encore avec bien plus de véhémence que le médecin qui trouvera le moyen de guérir la cataracte sans opération chirurgicale aura bien mérité de l'humanité. Quoi qu'il en soit, cette énumération démontre assez que l'opération ne réussit pas toujours. Personne, cependant, ne serait tenté de mettre en doute l'habileté des deux chirurgiens que nous avons cités. Est-il possible d'espérer qu'un jour nous posséderons des mains plus exercées? jamais, sans doute, personne ne dépassera en dextérité les deux grands praticiens susnommés, et qui méritent un juste tribut d'éloges et de reconnaissance. Ne pensons donc pas qu'on puisse obtenir des résultats plus heureux ; il n'est qu'une méthode qui puisse l'emporter sur les procédés opératoires de ces deux célèbres chirurgiens; cette méthode est celle que je préconise. Elle soustrait les malades aux inquiétudes indicibles qu'ils sont forcés d'éprouver avant que la cataracte ait acquis ledegré de maturité nécessaire pour courir les chances incertaines de l'opération, et les dangers souvent inévitables qu'elle entraîne après elle. En effet, que l'on procède par extraction, n'a-t-on pas à craindre la blessure de l'Iris, le décollement de cette membrane, la procidence, la cicatrice de la cornée, qui peut aussi devenir opaque et mettre obstacle à la vision; la plaie pratiquée sur cette membrane ne peut-elle pas devenir ulcéreuse? N'a-t-on pas vu souvent l'humeur vitrée, obéissant aux pressions dirigées sur le cristallin, s'échapper en même temps que lui? Enfin, n'est-il pas arrivé dans ce cas que l'œil s'est entièrement vidé, et que le malheureux opéré n'a conservé que les membranes d'un œil qui, pour comble d'infortune, se sont ulcérées, et suppurent pendant un temps indéterminé, etc., etc.?

Qu'on mette en usage l'abaissement, la cataracte peut remonter, le cristallin peut exercer sur la rétine une pression dangereuse, le nerf et les artères ciliaires peuvent être blessés, il se manifeste souvent une vive inflammation dans l'œil, les vaisseaux de la choroïde peuvent se diviser, et donner lieu à une hémorragie qui ne permet plus de finir l'opération; souvent encore il se forme des abcès qui entraînent la fonte de l'œil. Nous avons donné des soins à la femme Le Roy, rue de la Poterie, n° 5, à laquelle il ne reste que le moignon de l'œil gauche, avec occlusion des paupières, douleur et suppuration. Tous ces désordres sont survenus à la suite de l'opération de la cataracte, faite à l'Hôtel-Dieu, par abaissement.

Si ce tableau, trop rétréci, ne suffit pas pour faire sentir tous les dangers de l'opération, s'il est nécessaire d'invoquer une autorité que nul ne peut révoquer en doute, je citerai textuellement un passage du traité des maladies chirurgicales de M. le baron Boyer :

« La cataracte est, sous le rapport du pronostic, une af-
» fection toujours sérieuse. Si le malade refuse de se soumettre
» à l'opération, il reste pour toujours privé de la vue ; s'il
» consent à l'opération, le résultat en est incertain. Il peut à
» la vérité recouvrer entièrement la vue, mais il peut n'é-
» prouver qu'une amélioration momentanée, ou n'en éprouver
» aucune. » (Page 504).

A la page 511, le même auteur s'exprime ainsi : « Lors-
» que le trouble de la vue est devenu assez considérable pour
» empêcher le malade de se livrer à ses occupations ordinaires,
» il désire être débarrassé de suite de l'obstacle qui s'oppose à
» la vision et sollicite l'opération ; *mais le succès de cette opé-*
» *ration est trop incertain* pour ne pas attendre que l'œil soit
» devenu inutile ; qu'il ne puisse pas même servir à diriger
» les pas du malade. A cette époque, l'opération peut bien,
» il est vrai, n'être pas profitable ; mais elle ne peut pas être
» nuisible. En opérant plus tôt, on agirait contre le premier
» précepte de l'art : *primum non nocere*. Les anciens, qui
» attendaient la *maturité* de la cataracte, obéissaient à ce
» précepte ; et, quoique conduits par une fausse théorie, ils
» agissaient avec beaucoup de sagesse. La même raison doit

» empêcher de pratiquer l'opération dans les cas où la cata-
» racte n'occupe qu'un seul œil, en supposant même que cet
» œil soit entièrement privé de la faculté de voir. L'opération
» n'offrirait alors, il est vrai, aucun inconvénient par rap-
» port à l'œil malade, mais il n'en serait pas de même pour
» l'œil sain; l'inflammation plus ou moins considérable qui
» accompagne quelquefois l'opération ne se borne pas tou-
» jours à l'œil sur lequel on la pratique, souvent elle s'étend
» à l'autre; or, qui peut répondre des suites d'une ophtalmie
» grave quand on sait qu'une ophtalmie, même légère, donne
» quelquefois lieu, quand elle se prolonge, à la formation de
» taches sur la cornée, d'abcès entre ses lames, etc.; et si en
» même-temps l'opération de la cataracte n'a point un succès
» complet, elle sera la cause de la cécité chez un individu à
» qui un seul œil pouvait suffire pour les besoins ordinaires
» de la vie. Nous voyons en ce moment une dame à qui un
» oculiste a extrait le cristallin gauche. L'opération a déter-
» miné une inflammation vive sur l'œil droit; les deux cornées
» sont couvertes de taies, l'œil opéré est perdu, les taches de
» l'œil qui était sain s'épaisissent chaque jour davantage :
» bientôt cette femme sera entièrement aveugle. Les observa-
» tions de ce genre ne sont point très rares. On ne doit donc
» opérer les personnes affectées de la cataracte que lorsque les
» deux cristallins opaques ont rendu la cécité complète. »

Puissent des chirurgiens trop prodigues de la santé de leurs malades, ou trop avides...., apprécier le précepte de cet illustre praticien; car nous savons qu'il en existe encore que la cupidité dirige, et qui pratiquent cette opération toutes les fois que l'occasion se présente, sans égard pour les résultats.

On peut avancer, d'après ce qui précède, que la cataracte est, de toutes les maladies qui affligent l'espèce humaine, celle dont le traitement par l'opération exige le plus de précautions.

C'est ainsi qu'il faut avoir égard à la saison, et même à la température atmosphérique, puisqu'il est bien prouvé que les temps humides et froids, ainsi que la trop grande chaleur, sont autant de causes qui peuvent s'opposer au succès de cette opération.

Outre les nombreux accidens qui peuvent suivre immédiatement l'opération de la cataracte, il en est d'autres qui, pour être plus ou moins éloignés, ne présentent pas moins de sujets de réflexions.

Ainsi, nous prendrons pour exemple les cataractes secondaires qui surviennent dans un grand nombre de cas, après l'opération qui d'abord avait eu le plus brillant succès.

Je donnerai pour exemple l'observation de M. Derbellay, qui redevint aveugle deux mois après l'opération pratiquée sur l'œil droit, par extraction.

On lira avec intérêt l'histoire de quatre jeunes irlandais, qui tous ont supporté deux ou trois fois l'opération par abaissement.

On verra que sur ces quatre jeunes enfans, sept yeux ont été plusieurs fois opérés, et qu'un seul de ces yeux avait conservé la faculté de lire pendant quelques minutes à l'aide d'une lunette dite à cataracte.

Quand on voit si souvent une opération de peu d'importance entraîner après elle les conséquences les plus fâcheuses, que ne doit-on pas craindre de celle de la cataracte qui intéresse des parties si délicates, et d'une si précieuse utilité. Ces réflexions doivent nécessairement exciter l'émulation de celui qui se livre à l'étude de cette branche de la science, et lui donner cette noble ambition qui le guide quand il tente d'apporter du soulagement aux malheureux que la nature a disgraciés.

C'est sans doute après de longues et pénibles méditations sur les dangers de l'opération de la cataracte, que M. le docteur Gondret s'est efforcé d'obtenir la cure de cette maladie par une méthode qui lui est propre.

Tout récemment encore ce patricien a publié plusieurs observations de cataractes guéries sans opération ; c'est sans doute un service qu'il a rendu à la science ; celle-ci n'est jamais ingrate, elle lui donne déjà les éloges dûs au génie industrieux de l'homme. La méthode de M. Gondret consiste à déterminer sur la région sincipitale un cercle de dérivation à l'aide des cautérisations des ventouses sacrifiées, de la rubéfaction du front et des tempes par la pommade ammoniacale, etc., etc., tous ces moyens répondraient aux désirs des médecins et des malades s'il ne résultait de leur application des accidens bien redoutables déjà signalés par Dehaën et plusieurs autres auteurs. Une encéphalite peut se développer sous l'influence des agents auxquels a recours M. Gondret ; et le patient peut à jamais perdre la raison. Cette seule crainte est si puissante que peu de malades voudront avoir recours à ce genre de médication. Nous plaçons en seconde ligne les douleurs cruciantes que le patient doit supporter pendant plusieurs mois pour obtenir un résultat favorable ; mais laissons parler le docteur Pravaz, dans une séance académique du mois d'octobre 1832. (*Voyez la Gazette Médicale*, tome 3, n° 106.)

« Quelle que soit la valeur des idées théoriques énoncées » dans ce mémoire, le fait qui m'a donné l'occasion de les » exposer n'en restera pas moins comme un témoignage de » ce que peut la médecine lorsqu'elle sort à propos du cercle » trop borné de la thérapeutique usuelle. La malade dont » j'ai cité l'histoire, était condamnée à attendre encor dix- » huit mois la chance d'une opération dont le succès semblait » au moins très-douteux, puisque la cataracte était compli- » quée d'un commencement d'amaurose ; elle a été guérie » dans trois mois par un traitement qui précède, peut-être » trop rarement, les recours aux dernières ressources de » l'art.

» L'effet produit par la pommade ammoniacale sur la par- » tie des tégumens de la tête où viennent s'épanouir les filets » de la branche superficielle du nerf frontal, me paraît quant » à l'ébranlement transmis aux nerfs de l'orbite, bien » supérieur à la stimulation déterminée par les vesicatoires » et le cautère actuel, une douleur vive, *cruciante*, s'ir- » radie rapidement suivant une large surface autour du point » d'application, quelquefois elle s'étend jusqu'à l'œil ; son » intensité, sa durée, sa fréquence, peuvent être propor- » tionnées à la sensibilité du malade et à d'autres indications.

» Les saignées, les ventouses, les laxatifs doivent lui être
» associés à propos, suivant l'imminence des *congestions céphaliques* qu'elle peut produire. En un mot ce genre de médications pour donner les heureux résultats qu'on a observés assez souvent après son application, demande d'être dirigé avec sagacité et une attention soutenue. »

Tout ce qu'il y aurait à dire sur les inconvéniens ou les dangers produits par les méthodes employées jusqu'à ce jour pour guérir la cataracte, fournirait encore de longues pages. Nous pensons en avoir assez parlé pour établir la supériorité d'une méthode libre de tout danger, exempte de la plus légère douleur et soutenue par des faits que nous soumettons avec une entière confiance à la sagacité des lecteurs. D'ailleurs n'est-il pas toujours temps de recourir à l'opération quand on possède des moyens d'arriver à une guérison complète sans emprunter le secours d'instrumens qui peuvent léser les parties délicates de l'œil, sans utilité pour le malade. Nous pensons que les médecins judicieux s'empresseront, dans l'intérêt de leurs malades, de faire le sacrifice de leurs vieilles croyances et de leur amour-propre, et qu'à l'exemple de beaucoup de nos confrères, ils prendront désormais la peine de suivre la marche décroissante de la cataracte des sujets qu'ils nous adresseront, et qu'ils auront du plaisir à constater les guérisons qu'ils nous auront mis dans le cas d'obtenir.

Qu'ont à redouter les malades soumis à mon traitement? leur santé paraît même s'améliorer sous son influence. Aucune saison ne s'oppose à son application, et le malheureux qui porte une cataracte n'est pas dans la pénible nécessité de supporter pendant des annés entières toute l'horreur des ténèbres, avant qu'il soit temps de pratiquer sur lui une opération toujours incertaine.

S'il existe un œil qui remplisse encore tous les phénomènes nécessaires à la vision, il reste sain, et le traitement employé pour guérir la cataracte de son congénère, le garantit pour toujours de la même maladie.

L'âge ne s'oppose point aux moyens que je mets en usage, quelques craintifs, quelques indociles que soient les enfans, je procède tout aussi facilement à leur guérison que sur ceux qui savent apprécier le service qu'on leur rend. Nous avons en ce moment quatre jeunes enfans qui sont soumis à notre méthode curative; le plus âgé des quatre a sept ans, et le plus jeune dix-huit mois. Eh! bien ils reçoivent tous mes soins sans répugnance, et jamais nous ne les avons entendus exhaler la plus légère plainte.

Ainsi que nous l'avons déjà dit, M. Boyer n'a pas nié la possibilité de guérir la cataracte sans opération chirurgicale. M. Récamier a vu guérir une cataracte par un traitement non dirigé contr'elle. Sabattier cite plusieurs guérisons de cataractes commençantes; M. Gondret a publié plusieurs observations qui ne laissent aucun doute sur leur véracité et leur exactitude, et dans l'introduction de son dernier mémoire, ce médecin dit : « que dans ce siècle fécond en découvertes utiles, on trouvera sans doute le moyen de faire passer la cataracte du domaine de la chirurgie dans celui de la médecine. » Cette prévision, je crois l'avoir réalisée; le temps et de nouvelles et plus nombreuses observations prouveront si nous nous sommes bercé d'un chimérique espoir.

En attendant qu'il se présente de nouveaux cas, nous allons publier le résultat de notre pratique, dans les observations qui vont suivre; elles ne présenteront peut-être pas toute la méthode qu'on serait en droit d'attendre d'un médecin habitué à ce genre de travail. Pourtant, nous avons cru convenable de les transmettre au public en quelque sorte telles qu'elles nous ont été dictées par les malades eux-mêmes dont nous avons reproduit les expressions le plus souvent qu'il nous a été possible. De petits détails, des circonstances puériles s'y feront sans doute remarquer; nous avons négligé à dessein de les retrancher, parce qu'ils donneront au récit un caractère irrécusable de vérité. Par ce moyen les gens du monde nous comprendront plus facilement, et les médecins se trouveront en quelque façon en présence de nos malades.

Nous aurions pu choisir parmi ces observations, celles qui se terminent par un succès complet; mais les lecteurs judicieux et éclairés apprécieront notre conduite, parce qu'ils sont bien persuadés que dans le traitement de toutes les maladies qui affectent l'espèce humaine, le médecin n'est pas toujours heureux.

Nous devons dire aussi que la plupart des malades qui nous ont consulté ont eu à combattre pendant le cours du traitement, les sollicitations de leurs amis et les objections de leurs médecins qui, en dépréciant une méthode à laquelle cependant ils commencent à rendre justice, leur vantaient sans cesse les avantages de l'opération, et c'est ainsi qu'ils étaient en quelque sorte forcés de recourir à cette dernière ressource de l'art.

Quoi qu'il en soit, nous devions au public un compte exact et sincère des résultats de nôtre méthode; ce devoir nous l'avons rempli et nous avons en même temps prouvé que dans tous les cas, notre méthode avait eu la puissance d'améliorer la vision en agissant sur la cataracte.

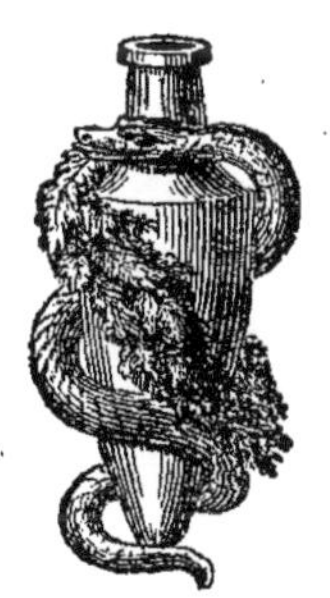

OBSERVATIONS

ET FAITS PRATIQUES.

Ire Observation. — M. MICHEL, *ex-banquier du roi d'Espagne, agé de* 60 *ans*.

(Deux cataractes. Amélioration par ma méthode. Opération de l'œil droit. Perte de cet organe.)

Le malade, d'une constitution bilioso-nerveuse, était affligé d'une cataracte mûre à l'œil droit, qui est couleur cendrée. Celle du cristallin gauche paraissait moins avancée, sa couleur était moins tranchée, cependant la vue n'était pas meilleure d'un côté que de l'autre.

Le malade nuançait les couleurs vives, il se conduisait seul, avec la plus grande hésitation, et s'était soumis, pendant plus de trois mois, à la méthode du docteur Gondret. Quand nous commençâmes son traitement, il ne voyait pas les lignes, on était obligé de conduire sa main à l'endroit même où sa signature devait être apposée.

Le cristallin droit, entièrement opaque, ne réfléchit point les objets; le gauche les réfléchit vers le centre.

C'est en cet état que nous employâmes notre méthode, le 11 juillet 1830.

Le 16 du même mois, M. le docteur Espiaud croit que le pourtour des cristallins est moins opaque, ce qui était vrai.

M. Michel a reconnu, à quinze pas de distance, son ami Boscari, qui, étonné, le complimente sur le changement opéré dans l'état de sa vue. Le même jour, je dîne avec mon malade, il sert et découpe avec la plus grande facilité, et prend même du tabac dans ma boîte sans la plus légère hésitation. Son valet-de-chambre me dit que son maître saisit maintenant avec fermeté les objets qu'il était obligé de lui placer dans les mains depuis trois mois qu'il est à son service. Nous allons promener au bois de Boulogne; M. Michel distingue exactement la couleur des chevaux, qui passent auprès de sa voiture.

Le 17, même état que la veille.

Le 18, le malade distingue parfaitement mes traits et l'ensemble de ma physionomie. Il m'a dit, vous êtes chauve, et je pense qu'un toupet ne conviendrait pas à votre figure. Plusieurs personnes m'avaient déjà dit la même chose, ce qui me prouva la justesse de l'observation de mon client.

Le 19, M. Michel, étant dans le bain, me dit qu'il me voit beaucoup mieux qu'hier. Je lui présentai sa montre, il m'indiqua exactement l'heure par la position des aiguilles, car il ne pouvait encore voir le chiffre. Examinant ensuite ses ongles, il les trouva longs, ce qui était très-juste.

Le 20, le malade établit d'une manière parfaite les nuances d'un mouchoir de diverses couleurs, et indiqua une petite raie gris clair, perdue dans une multitude d'autres.

Le 21, je rencontrai M. Michel dans la rue du Faubourg-du-Roule; il venait de prendre un bain. Désireux de savoir s'il me reconnaissait, je passai à côté de lui sans rien dire, mais il me saisit par la main, en me déclarant qu'il m'avait aperçu à dix pas de distance. Nous marchâmes ensemble, jusqu'à son hôtel, où il prit lui-même, et sans hésitation, divers objets qui lui étaient nécessaires. Examinant ensuite ses yeux, je reconnus que les pupilles étaient larges, que le pourtour des cristallins était d'une belle couleur céleste, et que le centre était encore recouvert d'un nuage gris cendré, ce qui, d'après le rapport du malade, avait été observé par M. le docteur Espiaud.

Le 22 juillet, M. Michel ayant fait une promenade à cheval au bois de Boulogne, me dit avoir distingué une foule d'objets qui depuis long-temps échappaient à sa vue, et ajouta que durant cette promenade il avait guidé lui-même son cheval, auquel il était obligé de se confier avant qu'il se servît de notre traitement.

Quand j'observe les cristallins, il me semble voir une glace dans l'axe horizontal.

Le 23, M. Michel signa plusieurs actes avec la plus grande facilité; depuis plus de six mois on conduisait sa main, car il ne voyait pas les lignes; il me dit que deux avocats, deux avoués, un notaire et son clerc, sont également surpris de l'amélioration qui s'est opérée dans sa vue.

Les 24 et 25, nous ne fîmes aucune remarque intéressante.

Le 26, je me trouvai chez le malade avec le docteur Espiaud. En observant les cristallins, nous crûmes reconnaître l'existence de plusieurs points noirs dans leur centre; mais un examen rigoureux avec le secours d'une bonne loupe, nous a convaincus de notre erreur ; nous avons constaté la disparition de la teinte opaline qui existait sur les pupilles quand nous entreprîmes le traitement de la cataracte. M. Michel se félicite de plus en plus du traitement, et déclare que sa vue s'améliore tous les jours.

Les 27 et 28 juillet, rien à noter.

Le 29, la fusillade qui eut lieu pendant une grande partie de la journée, m'empêcha de faire ma visite.

Le 30, la vue du malade est comme le 28, l'état physique des cristallins n'offre rien de remarquable.

Le 31, je remarquai une raie noire qui coupait le cristallin droit dans l'axe horizontal. La vue est la même.

Le 1er août, la ligne observée la veille occupait la même place. La vue était encore la même.

Les 2, 3, 4, 5 et 6, contraction spasmodique de l'iris, les cristallins sont recouverts, on les voit comme des points. La vue est moins bonne que pendant les derniers jours de juillet.

Je prescris des bains tièdes, des lavemens émolliens, des pédiluves sinapisés et des boissons accidulées, dans l'intention de calmer l'irritation nerveuse.

Le 7, les pupilles sont bien dilatées, le malade dit avoir écrit et lu un billet adressé à son sellier ; il assura que cette lecture avait été pénible, quoiqu'elle ne fût que de six lignes. Le docteur Espiaud, était présent à ma visite, il reconnut la marche décroissante de l'opacité du cristallin droit, et vit aussi qu'aucun phénomène morbide n'existait dans l'économie de M. Michel.

Les 8, 9, 10, 11, 12, 13 et 14 août, Irritation nerveuse, les pupilles recouvraient les cristallins, qui ne paraissaient pas plus grands qu'une perle fine. Nous pensâmes que ce resserrement spasmodique tenait à une vive affection morale ; cependant le malade affirma que rien ne l'affectait sérieusement. La vue était moins bonne que les jours précédens.

Le 18, les pupilles étaient un peu moins contractées, l'irritation générale moins vive ; la vue était un peu moins mauvaise que le 14, mais elle avait beaucoup perdu depuis les derniers jours de juillet. Du 22 au 31 août, la vue fut la même ; les pupilles étaient encore resserrées, ce qui m'empêcha de juger de l'état des cristallins. Le malade était inquiet, irascible même. Je crus toujours à l'existence d'une vive et pénible affection morale, malgré les dénégations du sujet.

Du 1er au 7 septembre, aucun changement dans la vue du malade, la contraction des pupilles est toujours la même.

Le 8, M. Michel témoigna le désir d'aller passer quelques jours à sa campagne, située à soixante lieues de Paris, je lui accordai de suspendre son traitement pendant quinze jours en l'assurant que cette suspension ne saurait nuire à sa guérison, au même instant les pupilles se dilatent ; le sourcil du malade, qui était presque toujours baissé, se relève ; il part avec une gaîté que je ne lui connaissais pas, et dont je ne le croyais pas susceptible.

Le 26, M. Michel revint à la visite, il parut beaucoup plus gai qu'avant son départ ; il dit que le séjour de la campagne lui a fait beaucoup de bien, et que sa vue s'est améliorée. Les pupilles étaient bien dilatées, la couleur des cristallins moins terne, ils réfléchissaient exactement.

Du 27 au 30, point d'amélioration.

Pendant le mois d'octobre, il y eut de fréquentes intermittences dans le traitement, le malade n'est venu que douze fois à la visite; dix-sept fois pendant le mois de novembre; en décembre, suspension totale; en janvier 1831, trois pansemens.

Aussi le malade assure-t-il que sa vue, quoique lui rendant les mêmes services, n'a fait aucun progrès depuis la fin de juillet. L'état physique des cristallins n'offre rien de remarquable; ils continuent à réfléchir les objets, comme ferait un miroir recouvert d'un voile léger.

Le 9 février, nous reprîmes le traitement, j'établis un séton à la nuque du malade.

Le 10, légère fièvre occasionée par une douleur dans tout le trajet du séton.

Les 11, 12, 13 et 14, inquiétude, malaise, irascibilité, grande mobilité nerveuse, la suppuration n'est pas encore établie.

Le 15, levée de l'appareil, abondante suppuration, pus verdâtre, il exhale une odeur hydrogénée insoutenable. L'inquiétude est moindre. Le malade a obtenu quelques heures de sommeil.

Du 16 au 21, tout se passe assez bien, le malade paraît content de son état. La vue s'est un peu améliorée.

Le 22, les pupilles étaient resserrées, les cristallins ne réfléchissaient plus; ils étaient ternes dans toute leur étendue.

Le 23, fortes coliques, suivies d'abondantes évacuations alvines, muqueuses et bilieuses. L'inquiétude du malade est extrême, il attribue à l'application du séton le trouble intérieur qu'il éprouve.

Le 24, M. le docteur Espiaud a ordonné des fomentations et des lavemens émolliens qui ont calmé la gastro-collite et modéré les évacuations alvines.

Le 25 février, tous les phénomènes morbides se sont dissipés mais le moral du malade paraissait encore affecté.

Le 26, en présence de M. Gastellier, qui se trouvait chez moi, le malade distingua et nomma six lettres d'un caractère médiocre.

Les 27 et 28, M. Michel a repris son humeur ordinaire; il dit qu'il se porte bien; mais que sa vue ne le sert pas comme il le désirerait. Les cristallins sont luisans et réfléchissent exactement.

Le 1er mars, irritation gastro-intestinale, évacuations fréquentes et douloureuses.

Le 2, il manque à la visite.

Le 3, M. Michel pense que la potion que je lui administre chaque jour, et qui fait partie du traitement auquel il s'est soumis, est la cause du dérangement qu'il éprouve; cependant tous ceux qui viennent à la visite, tous mes autres clients en prennent, et se portent à merveille; je le lui fais observer, et j'ajoute que les bouillons trop gras qu'il prend, sont la seule cause de ses rechutes. Il n'en convient pas, et je le renvoie aux conseils de son médecin ordinaire.

Le docteur Espiaud supprime les bouillons gras, soumet le malade à la diète la plus sévère, tous les accidens disparaissent, et le 14 mars, mon client revint à la visite.

L'état de la vue est à peu près le même. Le malade voit bien les lignes ; il se conduit avec beaucoup de hardiesse. Les cristallins sont transparens ; ils réfléchissent nettement.

Du 15 au 26 peu de changement.

Le 27, les cristallins sont luisans, les pupilles bien dilatées. Le malade annonce que sa vue est meilleure, et déclare rendre une entière confiance à notre méthode.

Cependant M. Michel ne reparaît plus à la visite. Au bout d'un mois, j'apprends qu'il s'est fait opérer de l'œil droit par M. Dupuytren ; l'opération pratiquée par abaissement n'eut aucun résultat avantageux. Le cristallin se montre à la partie inférieure de la pupille, qui est maintenant immobile, et trois fois plus large qu'avant l'opération.

Opéré le 12 mai ; je ne revis M. Michel que le 25 juillet. Il voudrait que nous recommençassions le traitement qui avait amélioré sa vue, comme il est noté dans la présente observation. Il déclara à *MM. Cullia et Gastellier que s'il était dans le besoin et qu'on lui offrît un million* pour opérer l'œil gauche, il le refuserait.

IIme Observation constatée par M. le docteur Honoré, médecin de l'Hôpital Necker.

M. DERBELAY, *propriétaire à Choisy-le-Roi, âgé de 72 ans.*

(Cataracte secondaire à l'œil droit. Primitive et complète à l'œil gauche. Grande amélioration de la vue par ma méthode; le malade veut lire. Il se fait opérer et meurt cinq jours après l'opération.)

—

Le malade, d'une constitution sanguine, est affecté d'une cataracte mûre à l'œil gauche; l'œil droit a été opéré par extraction. L'opération avait d'abord présenté d'heureux résultats, puisque le malade se conduisait seul, et pendant près de deux mois distinguait parfaitement les couleurs, mais ensuite il s'est formé une pseudo-membrane qui s'étendant sur tout l'espace qui contenait auparavant le cristallin, a rendu la cécité complète.

Le cristallin gauche et la pseudo-membrane placée sur l'œil droit ont une couleur cendrée.

M. Derbelay a le bras droit paralysé par suite de plusieurs attaques d'apoplexie.

Le 18 juillet 1830, nous avons commencé sur ce malade l'application de ma méthode.

Le 19, il marchait sans le secours de son guide, et sa vue était déjà assez nette pour qu'il pût distinguer et compter les six carreaux de vître d'une fenêtre qui se réfléchit dans une glace de mon salon.

Le 20, il entre et sort de chez moi sans le secours d'un guide ; il marche avec plus de hardiesse qu'hier ; voit et prend de ma main un verre que je lui présente.

Le 21, rien de saillant à noter.

Le 22, il distingue mes traits, met le doit sur ma bouche, et sur mon nez ; il en fait autant sur M. Givellet.

Le 23, la vue du sujet lui permet de distinguer sans hésitation les couleurs de mon registre ; il voit aussi les fleurs qui ornent son jardin. Le cristallin est luisant et produit l'effet d'un miroir vu dans l'axe horizontal.

Le 24, de fréquentes évacuations alvines ont tourmenté le malade et influé sur sa vue, il dit qu'il ne voit rien ; il est dans une cruelle inquiétude.

Le 25, la vue est meilleure, le malade distingue plusieurs objets, mais pour cette épreuve, il est obligé de tourner le dos au jour.

Le 26, le sujet est content de sa situation, quoiqu'elle ne lui permette pas de distinguer les couleurs. Il peut se conduire seul, et espère que le lendemain il verra beaucoup mieux.

Les 27, 28, 29 et 30 juillet, il ne vint pas à la visite. La fusillade d'abord, et ensuite les barricades qui empêchèrent la circulation des voitures, ont été cause de cette suspension de traitement.

Le 31, je visite le malade dans son domicile, je n'aperçois presqu'aucune différence dans l'opacité de la membrane et du cristallin ; cependant le malade voit mieux que le 28, car c'est lui qui me conduit dans ses deux jardins, et qui m'indique la variété des plantes et des fleurs qui les ornent.

Le 1er août, même état que la veille. Le malade a éprouvé d'abondantes sueurs qui l'ont un peu fatigué. La chaleur excessive en est la cause.

Le cristallin, qui était couleur gris de cendre avant le traitement, est maintenant d'une belle couleur céleste, et très-luisant. M. Benoît, gendre de M. Derbelay, et Madame son épouse, confirment mon observation. Je fais nuancer diverses couleurs à M. Derbelay, il les distingue avec assez de précision, mais il ne peut encore établir la différence qui existe entre les couleurs naturelles et artificielles; par exemple, je demande à mon malade de me dire ce qui est attaché à la boutonnière de mon habit, il répond que c'est un pois de senteur. C'était une très-petite cocarde en ruban tricolore, simulant à peu près la fleur indiquée par M. Derbelay.

Le 2 août, le malade est gai. Je dîne avec lui, il prend adroitement tout ce qu'on lui a servi. Au moment où le garçon veut enlever son assiette, M. Derbelay pique lestement un grain de haricot, qu'il porte de suite à la bouche; nous étions cinq à table, et nous avons ri tous ensemble de voir l'adresse du malade, qui riait lui-même à gorge déployée.

Le 3, nous ne pouvons rien noter sur l'état de la vue. Le cristallin et la membrane réfléchissent dans toute leur étendue.

Le 4, le malade éprouve une diarrhée que j'attribue à une indigestion. L'état de la vue n'a pas changé.

Le 5, le malade est content de sa vue; il dit qu'elle le sert encore mieux que les jours précédens.

Le 6, le malade est inquiet, il se plaint de sa vue qu'il assure être moins bonne que la veille.

Le 7, le malade est content de sa vue, il assure qu'il voit mieux de l'œil opéré; en effet je reconnais que la membrane est beaucoup moins épaisse; je remarque en outre que la pupille, qui avait une forme longitudinale et parallèle à l'angle latéral, est à la fois plus large et plus ronde, ce qui prouve incontestablement la rupture des adhérences. Cet état de la pupille avait été observé par M. le docteur Honoré, médecin ordinaire du malade.

Les 8, 9 et 10, l'état physique paraît le même; cependant le malade affirme qu'il voit mieux.

Les 11, 12, 13 et 14, continuation du mieux acquis jusqu'à ce jour.

Le 15, Le cristallin est encore moins opaque, je découvre à l'œil nu une série de points noirs qui m'indiquent la résorbtion de la matière cataractante, le malade est content de sa vue.

Les 16 et 17, nous n'avons rien d'intéressant à noter.

Le 18, la vue est moins nette. Rien dans l'état des yeux n'explique ce mouvement rétrograde. Je remarque une pléthore sanguine bien caractérisée, et je l'engage fortement à prendre conseil de son médecin ordinaire, M. Honoré.

Le 19, M. Derbelay n'a point déféré à notre avis. Sa langue épaisse, muqueuse au centre, rouge aux bords et à l'extrémité, lui laisse à peine l'usage de la parole. La face est vultueuse; le pouls est plein et dur. Cet appareil de phénomènes morbides me fait craindre une nouvelle attaque d'apoplexie, je renvoie le malade prendre les conseils de son médecin ordinaire. Selon moi, la pléthore doit être le résultat du brusque changement qui s'est opéré dans la température. La peau, frappée par le froid, a brusquement supprimé la transpiration, en imprimant un mouvement concentrique qui a porté les forces de la périphérie au centre et amené la pléthore qui donne lieu de craindre une encéphalite.

M. le docteur Honoré a dissipé ces symptômes par une application de sangsues à l'anus.

Le 20, M. Derbelay revient à la visite; il ne s'occupe que de sa vue, qu'il dit être moins bonne que les jours précédens. Les médecins comprendront aisément cette diminution, s'ils se donnent la peine de lire les phénomènes qui ont eu lieu les 17 et 18.

Le 18 septembre, nouveaux symptômes qui font craindre une attaque d'apoplexie; M. Honoré fait une large émission sanguine qui rétablit l'équilibre et met le malade dans le cas de venir à ma visite le 19.

Le 19, M. Derbelay me raconte avec chaleur tout ce que M. Honoré lui a dit de l'état de ses yeux. Ce médecin, sceptique jusqu'à ce jour, reconnaît enfin l'amélioration qui s'est opérée dans les cataractes de son client; pour rendre hommage à la vérité, il le charge de me donner son adresse (rue Chanoinesse, n° 2, dans la Cité), pour que je lui envoie les médecins ou les malades qui ne voudraient pas croire à la possibilité de guérir la cataracte par d'autres moyens que l'opération.

La conduite de M. Honoré aujourd'hui médecin de l'Hôtel-Dieu, prouve sa délicatesse et sa philantropie; elle est digne du chef d'un grand hôpital, désireux de pouvoir constater les bons effets d'une méthode qui fait passer du domaine de la chirurgie dans celui de la médecine, une affection aussi grave que la cataracte.

Le 21, M. le docteur Mancel, parent de M. Royer-Collard, était dans mon cabinet avec une dame qu'il me présentait pour la soumettre à ma méthode quand M. Derbelay vint à la visite accoutumée sans le secours d'un guide.

M. Mancel le connaissait ainsi que l'histoire de sa maladie, l'entendant se plaindre de l'état de sa vue, il lui présenta plusieurs sacs de dames, dont il jugea les diverses couleurs, il le soumit ensuite à d'autres épreuves; en s'agenouillant, il lui montra la langue, ce qui fut remarqué par le malade, il exécuta divers mouvemens des paupières, et M. Derbelay les indiqua avec la plus grande précision. Alors M. le docteur Mancel, prenant le ton ironique, lui dit : Vous êtes, ma foi, bien malheureux, mais en raison du malheur qui vous accable, je prie M. de Lattier de recevoir mes bien sincères félicitations, pour avoir obtenu en deux mois un succès que j'aurais cru impossible même dans dix ans. M. Mancel suivit le malade lorsqu'il sortit du cabinet, il fut témoin de la hardiesse de sa marche, et lui vit descendre l'escalier les mains derrière le dos.

Le 22, M. Derbelay est moins impatient de savoir le terme de sa guérison, depuis qu'il a entendu M. Mancel et surtout M. Honoré, qui tous deux lui ont dit qu'il était bien heureux de se conduire seul et de voir aussi bien les objets, par une méthode aussi innocente, exempte de toute espèce de douleurs.

Le 24, je lui présente le *Constitutionnel*, dont il reconnaît le titre. Présumant que l'habitude qu'il avait de lire cette feuille avant la cécité, l'avait aidé à la reconnaître, je lui présente la *Gazette de France*; il me dit qu'il voit bien que ce n'est pas le *Constitutionnel*, mais qu'il ne peut m'indiquer exactement l'intitulé de cette feuille.

Du 25 au 30, rien d'intéressant à noter dans ce journal.

Le 5 octobre, le cristallin réfléchit très exactement; la pupille de l'œil opéré est beaucoup plus large et plus ronde, la pseudo-membrane est détruite.

Du 6 au 15, le malade est inexact, il ne s'est présenté que quatre fois à la visite.

Le 16, le malade a été sérieusement observé par son médecin ordinaire, M. Honoré. Ce médecin, qui voit avec le plus grand plaisir la diminution progressive de la cataracte de son client, l'engage à me rendre un compte exact et fidèle de l'amélioration qu'il éprouve dans la vue. Alors le malade me fait des excuses, et avoue que souvent il s'est plaint mal à propos afin d'exciter mon zèle et abréger le traitement. Il est palpable que la rapidité d'une cure ne dépend pas de moi.

Du 17 au 31, le malade ne vient que quatre fois à la visite.

Du 1er au 19 novembre, il n'y vient que trois fois, le temps est selon lui trop mauvais. Ce jour, il reconnaît MM. Michel, Durand et Givelet, qui se trouvaient dans mon cabinet, et à qui j'avais recommandé le plus grand silence, craignant que le son de leur voix n'aidât le malade à les reconnaître, ce qui aurait eu lieu, sans doute, puisque ces Messieurs se rencontraient souvent ensemble chez moi.

Depuis le 19, je n'ai plus vu le malade, on m'apprend qu'il est mort cinq ou six jours après s'être fait opérer de la cataracte par le docteur Jules Cloquet. Madame Dubois qui lui servait de guide, m'a affirmé que M. Derbelay voyait aussi bien le jour qu'il se fit opérer, que lorsqu'il cessa son traitement, mais elle ajouta que ce vieillard avait l'espoir de lire après l'opération.

IIIe Observation. — M. BURDINE (Thomas), *tailleur, rue Notre-Dames-des-Victoires, n. 40.*

(Deux cataractes très-avancées. Guérison radicale.)

—

Le sujet est âgé de cinquante-quatre ans, et est affecté de deux cataractes bien confirmées, qui existaient depuis deux ans; il avait été soumis pendant une année au traitement préconisé par le docteur Gondret. C'était le docteur Robiaux, actuellement sous-préfet, qui dirigeait et soignait le malade.

M. Burdine voit tous les gros objets, il marche avec hésitation, il ne peut nuancer aucune couleur, il écrit et ne peut lire son écriture, il voit les lignes sans pouvoir connaître et nommer les lettres.

Le 13 juillet 1830, le malade commence son traitement; le 17, il lit un mot de la suscription d'une lettre à mon adresse, et, suivant l'expression du malade, sa vue se trouble et les caractères lui paraissent décomposés.

Le 18, il lit quatre lignes de l'introduction du Formulaire de Magendie, il lui est impossible de lire un mot de plus à cause du phénomène précité.

Le 19, il lit, avec hésitation, deux lignes du texte de l'ouvrage sus-indiqué, les caractères lui paraissent ensuite se décomposer, et un brouillard épais lui cache les lignes.

Les 20, 21, 22, 23, 24 et 25, nous ne faisons aucune expérience pour ne pas fatiguer la vue du malade, à qui nous recommandons le repos le plus parfait. Nous remarquons que le pourtour des cristallins est moins opaque, le centre produit l'effet du miroir vu dans l'axe horizontal.

Le 26, le malade m'assure qu'étant à la croisée de son logement, qui est à Montmartre, il a très-bien vu le dôme du Panthéon, il est très-satisfait de cette amélioration qui, selon lui, est prodigieuse.

Les cristallins sont d'un bleu céleste, ils commencent à réfléchir les objets.

Les 27, 28, 29, 30 et 31, diminution progressive de l'opacité des cristallins, la vue est beaucoup augmentée, le malade assure qu'il éprouve un grand plaisir en regardant la verdure des champs.

Du 1er au 10 août, la couleur des cristallins est d'un bleu plus foncé, le malade distingue toutes les couleurs avec la plus grande précision. Il demande s'il peut cultiver son jardin, pour avoir une occupation récréative, je condescends à sa demande, persuadé que ce travail ne fatiguera pas l'organe malade.

Du 11 au 20, M. Burdine est content de sa vue, qu'il dit s'améliorer tous les jours. Il se trouve bien de l'exercice qu'il prend en cultivant son jardin ; je lui en permets la continuation. Je ne puis rien noter sur la couleur des cristallins, qui me paraissent être à peu près dans la même situation.

Le 21, il se plaint d'une sensation pénible dans le globe des yeux. Il dit qu'il lui semble que ces organes sont remplis de sable. La vue est la même qu'hier.

Le 22, la sensation pénible est entièrement disparue ; le malade est content de son état. Je trouve que la nuance des cristallins est un peu plus noire.

Du 23 au 31, le malade continue à être satisfait de sa vue qui le sert bien ; il dit que les objets sont clairs et naturels, le nuage qui les couvrait disparaît progressivement.

Du 1er au 15 septembre, je suis obligé de me servir de la loupe pour voir le nuage léger qui existe encore dans les cristallins, le malade m'assure que sa vue est la même, mais qu'il ne peut fixer long-temps les mêmes objets sans éprouver une sensation pénible dans la bosse nasale.

Du 16 au 30, le nuage léger n'existe plus sur l'œil gauche, le cristallin droit conserve une légère teinte opaline. Le malade lit sans peine tous les caractères imprimés ; il hésite un peu pour lire l'écriture et ne peut continuer à lire pendant un quart-d'heure sans éprouver du trouble et de la gêne dans les yeux.

Le 15 octobre, je conseille au malade de prendre des lunettes à numéro, avec leur secours il lit les seize colonnes du *Constitutionnel* sans éprouver la plus légère fatigue.

Du 16 au 30. Le malade continue le traitement parce que je lui fais craindre une rechute; mais il m'assure qu'il ne verra jamais mieux, et qu'il continue pour déférer aux conseils de son médecin.

Le 4 novembre, j'engage le malade à voir M. Mone, qui avait constaté son état par un certificat daté du 16 juillet. Ce médecin, ne pouvant s'en rapporter au témoignage de ses sens, envoie M. Burdine prendre une consultation du docteur Roux. Ce médecin déclare à M. Burdine qu'il n'a pas le plus léger vestige de cataracte, et qu'il ne doit rien craindre pour l'avenir. Il est bon de remarquer que le docteur Roux ne connaissait pas M. Burdine, et que ce dernier le consulta comme craignant une double cataracte, son père étant mort avec cette maladie.

J'ai vu M. Mone, rue des Deux-Portes Saint-Sauveur n° 15, qui m'a dit être prêt à rendre hommage à la vérité. Le 26 février 1831, je rencontrai M. Burdine dans la petite rue Saint-Roch; il m'assura être très-content de sa vue, et qu'il lui arrivait souvent de lire le journal sans se servir de lunettes, ce qu'il ne pouvait faire quand il cessa le traitement.

Le 19 novembre 1832, M. Burdine m'a fait une visite d'obligation et de bienséance, il m'a affirmé que sa vue était au moins aussi bonne que lorsqu'il cessa son traitement. Ce malade est du petit nombre de ceux qui se rappellent du médecin quand il ne leur est plus utile. Il me donna sa nouvelle adresse, *avenue du Château dans le bois de Romainville*.

IVe Observation. — Mme MILLON, *rue du Petit-Lion-Saint-Sulpice, n.* 10.

(Cataracte complète à l'œil gauche; très-avancée à l'œil droit. Guérison de l'une; amélioration de l'autre.)

—

La malade est âgée de 66 ans, elle se présente à notre observation le 23 juillet 1830, avec deux cataractes lenticulaires constatées par le docteur soussigné.

« Je soussigné, docteur en médecine, attaché au bureau » de charité du 11e arrondissement, certifie que la dame » Millon est affectée d'une cataracte mûre à l'œil gauche et » très avancée à l'œil droit.

» Le 19 juillet 1830.

» Pavet de Courteille. »

La malade se conduit en tâtonnant. La cécité de l'œil gauche est complète, le droit perçoit les couleurs ainsi que les gros objets.

Les 28, 29 et 30 juillet, suspension forcée de traitement.

Le 1er août, madame Millon, affirme que sa vue s'est améliorée, et qu'elle se conduirait seule, si elle ne craignait les barricades.

Le 12, la malade voit bien le jour avec l'œil gauche. Nous remarquons plusieurs raies noires qui sillonnent le cristallin droit. Ce tissu commence à réfléchir mon image.

Le 26, madame Millon est venue seule à la visite.

Le 28, le cristallin droit refléchit plus nettement. La malade lit la seconde ligne du titre du Constitutionnel.

Le 30, madame Millon affirme qu'elle marche avec autant de hardiesse qu'avant sa maladie.

Le 15 septembre, la malade m'a dit avoir repris ses occupations antérieures.

Pendant le mois d'octobre, amélioration progressive.

Le 10 novembre, la malade a lu plusieurs lignes du texte du Constitutionnel. Le cristallin droit est aussi transparent que s'il n'avait jamais été cataracté; le gauche n'a subi qu'une légère modification; cependant, il distingue parfaitement les couleurs ainsi que les gros objets.

Le 25 novembre, nous ne nous occupons plus de l'œil droit qui est entièrement guéri.

Pendant près de deux ans nous avons vainement employé tous les moyens qui sont en notre pouvoir pour combattre la cataracte de l'œil gauche; nous n'avons pu parvenir à la dissoudre.

Cette observation prouve que sur le même sujet l'action des vaisseaux absorbans peut être très active dans un œil et à-peu-près nulle dans l'autre. Si cette cataracte n'avait subi aucune modification, nous aurions pensé qu'elle était de nature gypseuse, mais la pupille refléchit nettement mon image, elle est d'une belle couleur opale. Cet œil voit les couleurs et les gros objets, tous ces phénomènes militent en faveur de ma première proposition; manque d'énergie dans les vaisseaux absorbans.

Ve Observation. — M. LACROIX, *ancien militaire, chevalier de l'Ordre royal de la Légion-d'Honneur.*

(Cataracte complète avec complication. Amélioration sous l'influence de ma méthode.)

Le malade se présente à mon observation le 21 novembre 1830, dans la situation sous indiquée.

Cataracte complète à l'œil gauche, iris contracté et déformé par une grande échancrure à sa partie supérieure, pupille très large, couleur gris cendré, les deux cornées et la conjonctive injectées de sang. Douleur modérée quand l'œil est recouvert, intense quand il est frappé par la lumière.

Cette complication de phénomènes morbides a été constatée par M. le docteur Espiaud, membre de l'Académie de Médecine.

M. Lacroix affirme avoir reçu un coup de crosse de fusil sur la bosse coronale gauche le 28 juillet ; il dit que cette percussion fut suivie d'une ophtalmie des plus intenses, et que la prunelle était blanche et la cécité aussi complète huit jours après cette blessure qu'aujourd'hui. Ainsi voilà une cataracte qui s'est développée dans 8 jours sous l'influence d'une *vive inflammation de l'œil.*

Le 30 novembre, la douleur est nulle, le malade supporte impunément la plus vive lumière.

Le 10 décembre, M. Lacroix distingue les couleurs, il compte mes doigts, la pupille commence à réfléchir mon image.

Le 15, M. Lacroix lit le titre du Constitutionnel, il nomme plusieurs lettres de la seconde ligne.

Le 18, M. Lacroix est on ne peut plus content de l'état actuel de la vision de cet œil. Il postule un emploi dans la garde municipale.

Le 25, il cesse son traitement, sans me prévenir, et j'apprends par la voix d'une de ses connaissances qu'il était caporal dans la garde municipale à pied.

Je donne cette observation pour servir de preuve à ma théorie, c'est-à-dire, pour démontrer la promptitude avec laquelle une cataracte se forme sous l'influence d'une violente ophtalmie.

Mon cher et honoré Confrère,

Je reconnais dans la personne, M. Lacroix, que vous venez de m'adresser une cataracte complète de l'œil gauche. La pupille de cet œil me paraît un peu déformée et s'être surtout agrandie en haut et en dedans. La contraction de l'iris est lente, ce qui joint à la dilatation très grande de la pupille, me fait croire à une diminution marquée de la sensibilité de la rétine. Cette cataracte paraît avoir été produite par l'inflammation du globe de l'œil, suite d'un coup de crosse de fusil reçu dans une des trois journées. Je fais des vœux bien sincères pour que vos soins aient dans ce cas tout le succès que vous espérez.

Agréez, mon cher confrère, l'assurance de ma considération et de mon dévouement.

Paris, ce 24 novembre 1830. Espiaud, *D.-M.*

VIe Observation. — Mme veuve JOURDIN, *rue Saint-Lazare, n. 74.*

(Deux cataractes très-avancées ; grande amélioration ; cessation anticipèe du traitement.)

—

La malade est âgée de cinquante ans, d'une constitution bilioso-nerveuse, a une cataracte très-avancée à l'œil droit ; elle l'est moins à l'œil gauche, cette dame se conduit seule, connaît toutes les couleurs avec le secours de l'œil gauche, et dit qu'elle voit comme au travers d'un épais nuáge quand elle se sert de l'œil droit, ayant l'autre fermé. Cet œil est douloureux et larmoyant. L'opacité du cristallin droit existe depuis dix-huit mois et il y a huit mois qu'elle s'aperçoit du brouillard qui masque le cristallin gauche. La malade a été observée par M. le docteur *Bouchet-Dugua* rue de Menars. Du 1[r] au 10 mars 1831, les cristallins sont luisans, ils ont une belle couleur céleste. La malade n'annonce aucun changement dans la vue.

Le 11 mars, elle assure que les objets sont beaucoup mieux distingués quand elle les regarde à une grande distance, mais qu'ils lui paraissent troubles en les observant de près.

Le 12, la malade éprouve le même phénomène qu'hier. Les cristallins sont moins chargés de matière.

Le 13, la malade affirme que sa vue est meilleure ; que le nuage au travers duquel elle voyait diminue d'épaisseur ; elle est contente de son état.

Le 14, je lui fais fermer l'œil gauche et je lui demande de m'indiquer les objets qui se trouvent sur les croisées des maisons qui sont en face de chez moi. Elle compte les carreaux de vitre, voit le rideau blanc, ainsi que plusieurs bouteilles noires qui sont placées sur la hauteur d'appui.

Le 15 mars, la malade est satisfaite de son état; elle me dit que sa vue est encore plus claire qu'hier. Je trouve que la matière est très-divisée et que la couleur céleste est un peu plus foncée.

Le 16, la malade se plaint d'une douleur dans le globe des yeux, qui dure depuis hier au soir; elle dit que sa vue est trouble. Je ne puis me rendre compte de ce phénomène par l'état physique des organes, n'y découvrant point d'inflammation.

Le 17, la douleur sentie la veille est entièrement dissipée; la vue est satisfaisante, car la malade voit les bouteilles qui sont sur la croisée en face de mon logement, et c'est au travers des carreaux de vitre qu'elle aperçoit les objets indiqués.

Les 18 et 19, même état.

Le 20, la vue est trouble, les yeux sont larmoyans; la malade est inquiète, elle ne sait à quoi attribuer ce dérangement qui la fatigue beaucoup; je lui promets que demain, elle sera mieux d'après la modification que je fais éprouver au pansement.

Le 21, Madame *Jourdin* est contente de sa vue, les cristalins sont moins opaques; les points lacrymaux absorbent avec plus d'activité que la veille.

Du 22 au 31, la malade est inexacte; elle ne vient que

quatre fois à la visite. Ses occupations, dit-elle, l'empêchent de venir tous les jours.

Du 1r au 20 avril, la malade n'est venue que six fois à la visite. L'état physique des cristallins est satisfaisant; la vue est assez bonne; le nuage qui était placé devant les yeux, paraît se diviser. Les points lacrymaux remplissent leurs fonctions.

Du 21 au 30, la malade s'est présentée trois fois à la visite, son état est à peu près le même que le 20.

Du 1r au 24 mai, la malade est venue quatre fois à la visite, elle est contente de sa vue; cependant elle déclare qu'en fermant l'œil gauche, les objets sont vus comme si le temps était brumeux. Les cristallins sont bleu céleste; ils réfléchisseut comme dans leur état normal.

Le 25, la malade n'est pas venue à la visite. Je ne sais ce qu'elle est devenue.

VIIe Observation. — Mme veuve NATHAN, *rue Simon-le-Franc, n.* 15.

(Deux cataractes complètes; amélioration; cessation anticipée du traitement.)

La malade est âgée de soixante-seize ans, d'une constitution bilioso-nerveuse, affectée de deux cataractes mûres. Elle distingue la lumière des ténèbres, voit la couleur verte placée à deux doigts de l'œil droit, il lui est impossible de nuancer les autres. Je lui présente le journal, elle me dit que c'est une image jaune, etc. Le docteur Cahen, rue du Chaume, n° 15, a constaté l'état actuel de la malade.

Le 12 mars 1831, nous commençons le traitement. La couleur des cristallins est laiteuse, ce qui me fait diagnostiquer la nature de cette affection dans cette variété. L'opacité est complète.

Le 14 mars, le docteur Bouchet du Gua, a constaté l'état de la malade.

Le 17, je me vois dans les deux cristallins comme dans un miroir recouvert d'un voile léger.

Le 24, les cristallins réfléchissent exactement; la malade a parcouru seule un corridor assez long, qui conduit de la porte d'entrée à mon cabinet; elle a trouvé la chaise qui sert aux pansemens.

Le 25, la malade trouve la chaise avec moins d'hésitation; présumant que l'habitude peut lui être utile, je la prie de m'en trouver une noire, ce qu'elle fait sur-le-champ.

Le 26, elle me dit qu'elle voit bien le point saillant d'une bague d'argent qu'elle porte au doigt. Je trouve l'état physique des cristallins on ne peut plus satisfaisant; ils me réfléchissent exactement; la couleur est d'un bleu céleste, la circonférence est d'un bleu plus foncé.

Le 27, la fille de la malade, qui lui sert de guide depuis qu'elle est en traitement, m'assure que sa mère distingue beaucoup d'objets qu'elle ne pouvait voir il y a quelques jours; elle distingue un chandelier, etc. La malade est dans le ravissement, elle dit qu'elle prie tous les jours pour son médecin.

Le 28, la malade marche avec beaucoup d'assurance et

voit distinctement les gros objets. Après le pansement elle désigne avec précison la couleur du vêtement d'une dame assise assez loin d'elle.

Le 29, la malade a observé une couverture de laine dont elle a indiqué les défauts; elle marche avec assurance dans l'intérieur de mon appartement.

Du 30 au 31, les cristallins sont noirs et transparens dans une grande partie de leur circonférence; le centre qui est couleur d'opale, réfléchit exactement.

Le 6 avril, la fille de la malade dit que sa mère parcourt seule, avec beaucoup de hardiesse, une grande partie de la rue qu'elle habite: elle affirme qu'en passant devant un marchand d'estampes, elle a vu et indiqué celle de Napoléon, placée entre plusieurs autres représentant divers personnages historiques. Je lui ai demandé plusieurs fois si elle n'avait point aidé sa mère à reconnaître cette estampe, et la réponse a toujours été négative.

Le 7 avril, la malade et son guide affirment qu'en passant dans la rue Montesquieu, celle-là a nommé les n°s 1, 2 et 4, placés sur les marchandises étalées à l'enseigne du pauvre diable. Avant la cécité, la femme Nathan ne connaissait que ces trois chiffres.

Le 9, la malade est on ne peut plus contente de son état, elle dit que sa vue s'améliore d'heure en heure.

Du 11 au 15, diminution progressive de l'opacité. La malade marche avec plus d'assurance.

Le 21, les cristallins paraissent plus noirs que les jours précédens. La malade déclare avoir fait une longue course pour ses affaires et pour essayer en même temps s'il lui serait possible de marcher long-tems seule dans les rues de Paris. Elle a exécuté son dessein avec beaucoup de hardiesse.

Du 22 au 30 avril, les cristallins sont d'un bleu plus foncé, les pupilles sont larges, l'état général des fonctions organiques est très-satisfaisant, sa vue s'améliore progressivement.

Du 1er au 5 mai, amélioration sensible, plus apparente dans le cristallin droit, qui est bleu dans toute son étendue; le gauche présente encore quelques lignes de couleur moins foncée.

Le 5, à dix heures du matin, j'ai conduit la malade chez M. le docteur *Bouchet du Gua* qui a bien voulu constater son état actuel.

Le 6 mai, M. le docteur *Cahen* a observé l'état des cataractes de la malade; il a été agréablement surpris de l'amélioration qu'il a reconnue dans l'état physique des cristallins et dans la vue de cette dame.

Le 7, la femme *Nathan* est venue seule à la visite, elle a voulu, dit-elle, surprendre sa famille.

Le 7, la femme *Nathan*, en passant sur la place *Vendôme*, dit avoir vu la couronne de fleurs placée au pied de la colonne.

Le 10, elle voit les lignes du texte du constitutionnel.

Le 23 mai, la malade me raconte avec enthousiasme toutes les observations qu'elle a faites en venant à la visite; elle a distingué les lettres des enseignes et des écritaux.

Du 24 au 31 mai, diminution progressive d'opacité dans les deux cristallins, plus remarquable dans le droit. La vue s'améliore, la malade est satisfaite de sa situation qui lui permet de se livrer aux soins de sa maison.

Du 1er au 5 juin, rien d'intéressant à indiquer, l'état de la vue est à-peu-près le même.

Le 6, la malade ne vient pas à la visite; elle me fait dire qu'elle est attaquée d'une broncrite aiguë, avec complication d'encéphalite.

Le 6 août, la dame *Nathan* revient à la visite, elle est convalescente de sa maladie, elle se trouve d'une faiblesse extrême, elle ne peut me rendre compte des symptômes qui ont eù lieu pendant le cours d'une maladie qui a duré deux mois; elle ne parle que de la faiblesse qu'elle éprouve et des douleurs générales auxquelles elle a été en proie. Le tube intestinal paraît être en bon état, les organes respiratoires ne donnent aucun signe de souffrance, il en est de même de l'encéphale. Je crois que les grandes privations qu'elle s'impose sont les seules causes de son état de marasme; les cristallins ont une belle couleur céleste, ils réfléchissent aussi bien que s'ils étaient dans leur état normal, je puis donc affirmer que l'opacité n'a point augmenté pendant les deux mois de suspension de traitement.

La malade entre seule dans mon cabinet, elle me baise la main en signe de reconnaissance; elle se place sur la chaise destinée aux pansemens avec autant d'assurance que si elle jouissait de l'intégrité de la vue; elle juge sans hésitation toutes les couleurs et les objets que je lui présente; elle va rejoindre son guide qui est resté dans la première pièce; elle marche avec autant d'assurance qu'avant sa maladie. Je conclus donc de tout ce qui précède, que la femme *Nathan* voit aussi bien aujourd'hui que le jour où elle suspendit le traitement de ses cataractes, et que son guide est moins chargé de la garantir des obstacles que de soutenir sa marche encore chancelante.

Le 7 mai, la malade vient seule, elle assure n'avoir pas mis vingt minutes, de la rue Simon-le-Franc, à celle de Louvois.

La femme Nathan ne s'est plus présentée à ma visite.

****

VIIIe Observation. — M. BERGON, *directeur des contributions directes, à Epinal, département des Vosges.*

(Deux cataractes inégales; guérison de l'œil gauche; amélioration du droit; rechute.)

—

Le sujet est âgé de 56 ans, d'une constitution nervoso-sanguine, myope depuis son enfance; affecté d'une cataracte très avancée du cristallin droit, couleur cendrée. Le malade croit voir voltiger un corps rond de la grosseur d'un fil long de deux pouces; ce phénomène existe depuis deux ans.

Le malade nuance la couleur, il lit les gros caractères imprimés, quand il les place à deux pouces de l'œil droit. L'opacité du cristallin gauche, quoique très apparent à l'œil nu, quand on l'observe horizontalement, n'intercepte que faiblement le passage des rayons lumineux; puisque M. *Bergon*, n'éprouve aucune modification anormale dans la vue de cet œil.

M. le docteur *Damiron*, rue Royale, n. 8, attaché à l'hôpital du Val-de-Grâce, a constaté l'état actuel du malade qu'il a confié à nos soins le 23 mars 1831.

Le 29 mars 1831, l'opacité du cristallin gauche, s'est entièrement dissipée, il réfléchit comme dans l'état normal. Le cristallin droit a pris une couleur bleu céleste; il réfléchit comme un miroir, recouvert d'un voile léger. La vue est la même.

Le 30, je place un séton à la nuque du malade.

Le 5 avril, je lève le premier appareil, la suppuration est très abondante quoique sanguinolente; la pyrexie a été si modérée que le sommeil du malade n'a point été dérangé. Le cristallin est luisant quand il est vu en face; on distingue aisément l'opacité quand on l'observe horizontalement. La vue est la même que les jours précédens.

Du 6 au 9, je trouve la matière albumineuse beaucoup moins consistante, elle est mêlée d'une grande partie de matière bleu céleste, qui peut se comparer à un marbre turquin parsemé de stries de diverses couleurs.

Le 11 avril, le malade a été observé par M. le docteur *Damiron*, qui trouve réels tous les changemens indiqués d'autre part. M. *Bergon* me dit, que le docteur *Damiron*, lui a décrit les modifications qui ont eu lieu dans l'état physique de ses caractères en se servant des mêmes mots, que j'avais employés précédemment. Je suis heureux de me rencontrer dans une pareille circonstance avec un observateur aussi judicieux que M. Damiron.

Le 12 avril, les cristallins sont luisants, ils réfléchissent avec beaucoup d'exactitude. Le malade n'annonce point d'amélioration dans la vue. Il est bon de remarquer cependant que lors de ma première visite, afin de m'assurer de l'état de la vue, je présentai à l'œil du malade l'intitulé du roman, *Plic et Ploc*, qui est imprimé en grosses capitales. Ces deux mots furent lus par lui avec autant d'hésitation qu'il en a mis aujourd'hui pour lire, *Manuel spécial et complet des gardes nationaux de France*, imprimé en capitales trois fois plus petites, que celles qui nous servirent pour notre première expérience. Nous pouvons affirmer que le malade lit à quelques pouces plus loin, que lors de notre première observation.

Du 13 au 20, le mieux continue. Le cristallin droit paraît noircir de jour en jour; le gauche est on ne peut plus satisfaisant.

Le 22, M. *Bergon* lit couramment l'intitulé des *Nuits d'Yong*, il hésite un peu pour lire *traduites de l'anglais par le Tourneur*. Le cristallin est luisant quand je le vois en face, et marbré vu horizontalement. Je ne puis rien découvrir dans le cristallin gauche, il est dans son état normal.

Le 23, le malade dit avoir été observé par M. le docteur Damiron, qui trouve une amélioration sensible dans l'état du cristallin. Notre client est fort content de sa vue.

Du 24 au 30, nous ne faisons aucune expérience pour nous assurer de l'amélioration de la vue. Nous observons que l'état physique du cristallin droit est satisfaisant; il faut le regarder horizontalement pour voir l'opacité existante encore. Cet œil, vu en face, paraît être dans son état normal. L'état général de la santé de M. Bergon, ne laisse rien à désirer.

Le 2 mai, le malade a été observé par M. le docteur Damiron, ce médecin trouve que depuis le 25 avril, la maladie est restée stationnaire. Je ne sais si je dois m'en rapporter plutôt au témoignage de mes sens, qu'à M. Damiron, car selon moi le cristallin est bleu céleste dans les deux tiers de son pourtour, le centre est légèrement gris.

Le malade a lu l'intitulé des *Aphorismes d'Hippocrate* (traduction de M. Pariset) avec assez de facilité.

Du 9 au 15 mai, diminution progressive d'opacité, le centre a revêtu la couleur céleste.

Du 19 au 21, amélioration progressive dans l'état physique du cristallin droit, je ne découvre plus de matière albumineuse quelle que soit la position dans laquelle j'observe l'œil. M. Damiron a reconnu les changemens opérés et que j'ai indiqués plus haut. M. Bergon est très satisfait de son état actuel; il part le 25 pour reprendre ses occupations ordinaires. Il a copié la présente observation pour pouvoir raisonner sur la marche décroissante de sa maladie.

Le 25 à midi, M. Bergon, vient à la visite pour prendre congé. Il a été faire ses adieux au docteur Damiron qui pense comme moi, que la résorption du petit nuage encore existant sur le cristallin droit s'opérera par le régime et les moyens médicamenteux que j'ai prescrits.

Il faut avoir une grande habitude d'observer les cristallins pour y voir le reste d'opacité, dont nous indiquons l'existence.

Ayant cessé le traitement avant l'entière guérison, on m'a dit que la cataracte de l'œil droit avait repris sa première intensité; la gauche est entièrement guérie.

IXe Observation. — Mme veuve DUBREUIL, *rue Saint-Dominique-d'Enfer, n. 4.*

(Deux cataractes commençantes; grande amélioration de la vue.)

Cette dame, âgée de 70 ans, d'une constitution nerveuse, est affectée de deux cataractes d'une couleur cendrée, elles existent depuis quatre ans. L'opacité quoique très visible, permet encore à la malade de juger les couleurs, de lire et d'écrire avec assez de hardiesse et de facilité, en se servant de lunettes.

Le 25 avril 1831, nous commençons le traitement. La malade éprouve des imaginations qui simulent une multitude de petits moucherons. Ces imaginations qui existent depuis quatre ans et demi, n'étaient pendant trois ans fatigantes qu'à une vive lumière; depuis dix-huit mois elles sont permanentes. Cette dame, avait été observé par les docteurs Gondret, Larey et Wenzel.

Le 2 mai, la couleur des cristallins est moins terne; ils réfléchissent dans toute leur étendue. Le pourtour paraît bleu céleste.

Le 4, madame Dubreuil est assez contente de sa situation. Les cristallins sont bleu célestes. M. Pavet de Courteille a observé la malade; il ne peut constater l'existence de la cataracte.

Le 13 mai, la malade croit que les insectes qu'elle voit voltiger devant ses yeux depuis long-tems ont diminué de nombre et de grosseur. La couleur des cristallins paraît être d'un bleu plus foncé.

Du 14 au 20, diminution notable d'opacité; les cristallins sont bleus, ils réfléchissent comme dans leur état naturel. La vue est la même; les imaginations qui avaient diminué pendant quelques jours sont revenues comme elles étaient quand nous avons commencé le traitement.

Le 25, les cristallins sont d'une belle couleur bleu céleste; ils réfléchissent exactement. La vue est toujours bonne; mais la malade se plaint encore de voir voltiger les moucherons qui n'ont diminué de nombre et de volume que pendant vingt-quatre heures.

Du 26 au 31 mai, la malade n'indique point de changement dans les imaginations sus-mentionnées, malgré la diminution que je remarque dans les cristallins.

Le 3 juin, madame Dubreuil, a pu lire le Constitutionnel sans employer de lunettes; elle dit que depuis plus de quatre ans elle voyait les lettres doubles et triples, et enveloppées d'un épais nuage, quand elle essayait de lire à l'œil nu. Du reste, les imaginations existent encore, quoique l'opacité des cristallins diminue d'une manière très remarquable.

Le 4, 5, 6 et 7, même état, la malade est contente de sa situation.

Le 8, madame Dubreuil ne vient pas à la visite.

Xe Observation. — Mme GILLES, née Brun, *de Tarascon, Bouches-du-Rhône.*

(Deux cataractes inégales ; guérison.)

Cette dame, d'une constitution sanguine, est affectée de deux cataractes ; celle de l'œil gauche est plus avancée. Le cristallin droit est recouvert d'une matière couleur gris-bleu.

La maladie fut diagnostiquée, il y a dix-huit mois, par M. Delpech, professeur de pathologie à l'école de Montpellier. Ce médecin exhorta la malade à la patience, jusqu'à l'entière cécité, il lui recommanda surtout de n'employer aucun remède, vu leur inutilité.

Madame Gilles lit et écrit avec assez de facilité, cependant elle ne peut voir les objets que comme s'ils étaient recouverts d'un voile. La vue, dit-elle, s'affaiblit tous les jours quoique bien lentement. Le 23 mai 1831, madame Gilles se soumet à l'emploi de ma méthode curative. Le cristallin gauche réfléchit les objets comme un miroir recouvert d'un voile, le droit les réfléchit un peu plus nettement.

Le 25, le cristallin gauche est beaucoup plus transparent, la vue est la même. La malade voit toujours une ombre qui absorbe toute son attention, et qui lui cause la plus vive inquiétude pour l'avenir.

Le 31 la matière cataractante se résorbe avec beaucoup

d'activité, le cristallin gauche vu en face est aussi transparent et réfléchit aussi bien que le droit, mais en l'observant horizontalement on aperçoit encore une légère teinte opaline. Cette dame n'accuse point de changement dans l'état de la vue.

Le 1er juin, l'opacité des cristallins paraît être moindre, la vue est la même.

Le 2, je ne puis rien découvrir dans le cristallin, il réfléchit exactement. Je suis obligé de me servir d'une bonne loupe, et de l'observer horizontalement pour voir l'opacité existante encore.

Les 4, 5 et 6, l'état physique du cristallin est on ne peut plus satisfaisant, la vue est la même, Madame Gilles annonce toujours l'existence d'une ombre ou d'un léger nuage au travers duquel elle perçoit les objets quand elle ferme l'œil droit.

Le 7, la malade est beaucoup moins inquiète, cependant elle voit encore l'ombre précitée.

Les 8, 9 et 10, madame Gilles est d'une gaîté que je n'avais pas encore remarquée en elle, malgré l'existence de l'ombre qui paraît la tourmenter depuis long-temps; elle n'ose plus se prononcer aussi fortement contre le peu de succès qu'elle espérait, ce qui me porte à croire qu'il y a de la diminution.

Du 11 au 20, la malade est gaie; elle dit que le petit nuage existe toujours, mais qu'elle espère qu'il disparaîtra, puisqu'elle n'éprouve plus de gêne dans l'état général de la vue, et qu'elle peut fixer long-temps les mêmes objets, sans éprouver un malaise, une inquiétude qu'elle ne pouvait définir.

Du 21 au 30, les cristallins sont luisans, ils réfléchissent comme dans leur état normal; en me servant de la loupe pour les observer, je me vois comme si je la mettais sur une glace, il ne m'est donc pas possible d'indiquer l'opacité. M. le docteur Damiron a bien voulu observer les cristallins de cette dame; il croit que le gauche est encore recouvert d'un voile infiniment léger. Cette observation m'engage à continuer encore le traitement pendant quelques jours.

Du 1er au 6 juillet, madame Gilles ne parle plus du phénomène qui fixait son attention toute entière par la crainte qu'elle avait d'une complication d'amplyopie, qui, suivant le baron Wenzel, précède toujours l'amaurose, la cataracte ou l'ophtalmie. Je pense que M. Damiron a dissipé ses craintes et que depuis le jour où ce médecin l'observa, elle a été guérie de la peur.

La malade est on ne peut plus satisfaite de l'état général de sa santé, qui s'est sensiblement améliorée depuis qu'elle suit son traitement. Madame Fournier, épouse du receveur des contributions directes de Tarascon, étroitement liée avec la malade, a bien voulu suivre avec la plus scrupuleuse attention, la marche décroissante de l'opacité des cristallins. Cette dame n'a pas quitté la malade depuis qu'elle est en traitement, par là elle s'est habituée à juger sainement la marche de cette maladie, car il lui arrivait souvent d'observer avec la loupe ce qui restait encore d'opacité dans les cristallins. Depuis huit jours elle n'y découvre plus rien, même en se servant de la loupe.

Le 7, madame Gilles vient me remercier de mes soins; elle est radicalement guérie, après quarante-cinq jours de traitement.

XIe Observation. — Mme LANGUEDOC, *rue Thévenot, n° 11, âgée de soixante-cinq ans.*

(Cataracte complète à l'œil droit ; moins avancée à l'œil gauche ; guérison de cette dernière.)

—

Constitution nerveuse, gastro-entérite chronique, battemens insolites de l'organe central de la circulation, langue sèche taillandée, constipation, extrémités abdominales froides, insomnies causées par les palpitations ou battemens tumultueux du cœur et de l'aorte, centre épigastrique douloureux au toucher. Elle est affectée de deux cataractes ; celle du cristallin gauche qui paraît nuagé, est très-avancée ; le cristallin droit est recouvert dans toute sa surface d'une couche gypseuse. La malade consulta le docteur Demours, le 3 janvier dernier.

Le 11 juillet 1831, madame Languedoc se soumit à l'emploi de ma méthode. L'état de la vue est encore assez bon de l'œil gauche, car la malade lit à l'aide d'une lunette les gros caractères imprimés, mais elle dit que sa vue baisse progressivement. L'œil droit perçoit les couleurs.

Le 16, le voile qui couvrait le cristallin gauche est luisant. La malade dit que sa vue s'affermit. La couche gypseuse paraît moins épaisse sur le cristallin droit, il réfléchit comme un miroir recouvert d'un voile léger; du reste les phénomènes morbides indiqués lors de notre première visite se sont beaucoup amendés; la fièvre nocturne est presque nulle, les battemens sont beaucoup moins intenses; la malade dort plusieurs heures de suite sans agitation.

Le 5 août, je lui présente la première page de l'introduction du Formulaire de Magendie, et sans hésitation elle lit la première ligne qui commence ainsi : *Malgré l'opposition des médecins*, etc. On croirait que cette idée de Magendie a été justement placée là pour me venger du scepticisme de mes confrères, et que je l'ai présentée tout exprès à madame Languedoc, mais je m'empresse de déclarer que le hasard seul m'a fait ouvrir le livre précisément à cet endroit; quoi qu'il en soit le rire nous a gagnés et nous n'avons pas continué l'épreuve, qui nous a paru suffisante.

Le 7, madame Languedoc est contente de l'état général de sa santé et de celui de sa vue, elle dit que sa demoiselle, sceptique jusqu'à ce jour, se rend enfin à l'évidence, et qu'elle trouve les yeux beaucoup plus clairs qu'avant le traitement; ils sont en effet très-luisans, et réflètent comme s'ils étaient dans leur état normal. Le cristallin droit, vu horizontalement, est moiré, ce qui indique la résorption partielle de la matière albumineuse, qui laisse ainsi des intervalles de diverses couleurs.

Le 9, madame Languedoc a bordé un soulier de prunelle, elle a été dans le cas d'employer beaucoup de soie noire pour faire ce travail, et elle a pu enfiler ses aiguilles avec la plus grande facilité.

Le 15, madame Languedoc se rend à la visite accompagnée de madame Bertrand, sa fille, ainsi que de son petit-fils, jeune homme de vingt ans. Ils me disent que la malade a eu une digestion laborieuse qui a simulé un paroxisme fébrile, mais à l'heure du pansement, elle se trouve à peu près rétablie. La vue est comme le 13 ; les cristallins sont luisans ; l'opacité a beaucoup diminué sur le cristallin droit ; la pupille, dont les mouvemens étaient obscurs quand nous commençâmes le traitement, se dilate et se contracte comme dans un œil sain.

Madame Bertrand, fille de la malade, lui rappelle que depuis bien long-temps elle était obligée de lui enfiler ses aiguilles quand la fantaisie lui prenait de faire quelques points, et qu'elle a pu border un soulier de prunelle sans avoir besoin d'un secours étranger.

On voit d'après cette réflexion de madame Bertrand qu'elle est convaincue de l'amélioration de la vue de madame sa mère, et qu'elle croit maintenant à la possibilité de guérir la cataracte sans opération chirurgicale.

Le 18, madame Languedoc est contente de l'état général de sa santé, elle est satisfaite du service que lui rend son œil gauche, mais elle se plaint de l'œil droit.

L'opacité de l'œil gauche étant entièrement dissipé, nous ne nous occuperons plus que du droit.

Le 16 septembre, madame Languedoc lit sans lunettes les six premières lignes des *Mémoires de Sanson*, en présence de MM. Puech et Bollenot. Elle dit à ces Messieurs que bien des années avant sa maladie, elle ne pouvait lire un mot sans employer de lunettes.

Du 16 au 30, la malade est contente de l'état de sa vue et de sa santé, nous n'avons fait aucune nouvelle expérience.

Le 7 octobre, madame Languedoc prend un congé de quinze jours.

Le 4 novembre, la malade reprend son traitement; pendant son séjour à la campagne sa vue n'a point diminué, sa santé s'est beaucoup améliorée. La malade assure que toutes les personnes de sa connaissance la complimentent sur l'heureux changement qui s'est opéré dans sa situation.

Le 5, madame Languedoc lit la devise de Dunois inscrite sur un drapeau doré en lettres du même métal. Cette devise fait partie de l'ornement d'une pendule placée sur la cheminée du salon, et recouverte d'une cloche en verre. MM. Gavaudeau, Puech, de Vénancourt, la femme-de-chambre de madame Hédouin et de Cornette étaient présens à cette lecture, qui s'est faite à l'œil nu.

Le 20, madame Languedoc suspend le traitement. Elle revient à la visite pendant la première quinzaine du mois de mai.

Le 24 novembre 1832, cette dame me fait une visite pour me faire part de l'état de sa vue, qui est aussi bon que le jour où elle partit pour la campagne (15 mai).

XIIe Observation. — M. de MAURET, *propriétaire à la Guadeloupe, âgé de quarante-huit ans.*

—

Le malade, d'une constitution sanguine, est affecté de deux cataractes très-avancées ; les cristallins d'une couleur gris cendré. Le malade nuance les couleurs et ne peut se conduire sans guide : il lit le titre du *Constitutionnel.*

M. le docteur Damiron a confié le malade à nos soins cejourd'hui 29 juin 1831.

Le 2 juillet, il lit couramment la seconde ligne du *Constitutionnel,* il voit toutes les lignes écrites à la main et celles imprimées ; il dit qu'hier il distingua la suscription d'une lettre qu'il avait depuis long-temps dans sa poche, il fit part de cette observation à M. Damiron qui vint le visiter dans le même moment.

Le 3, je présente à M. de Mauret cette observation, il voit si bien les lignes qu'il me dit : je pourrais écrire dans les interlignes.

Le 6, M. le docteur Damiron a observé les cataractes du

malade, il a reconnu l'amélioration qui s'est opérée depuis qu'il est en traitement.

Le 9, M. de Mauret est très-satisfait de l'état de sa vue, qu'il dit se raffermir tous les jours.

Du 11 au 19, diminution progressive d'opacité dans les deux cristallins, ils sont luisans et réfléchissent exactement dans toute leur surface, le centre est encore gris, la circonférence est bleu céleste.

Le 29, M. de Mauret affirme avoir distingué les trois couleurs du drapeau placé sur la colonne de la place Vendôme, il assure qu'avant l'emploi de cette méthode, il lui était impossible de voir même l'ensemble de ce drapeau.

Le 2 juillet, le malade dit qu'il se rase avec la plus grande facilité; il voit tous les gros objets dans leur état naturel.

Le 3, MM. Damiron et Gasc ont observé les cataractes du malade. Le docteur Damiron reconnaît la diminution qui a eu lieu dans l'opacité des cristallins. Ces deux médecins pensent qu'avec de la persévérance dans le traitement, nous obtiendrons une guérison radicale.

Du 4 au 10, amélioration lente mais progressive de la vue, le malade dit qu'il a écrit à son médecin à la Guadeloupe, pour lui faire part de l'amélioration qu'il éprouve; il lui apprend que dans l'état actuel, il parcourt hardiment toutes les rues de Paris, et qu'il ne fait plus, comme il lui arrivait souvent quand il était à la Guadeloupe, de manquer la porte de la maison où il voulait se rendre.

Les 12 et 13 août, la vue est bonne, tous les objets sont

perçus dans leur état naturel, mais nous ne sommes point encore assez avancés pour lire les caractères de moyenne grosseur; les cristallins sont très-luisans et plus noirs que gris, c'est-à-dire que la matière albumineuse se résorbe avec beaucoup d'activité, ce changement est remarqué par la négresse qui servait de guide à M. de Mauret.

Qu'on ne me blâme pas du soin minutieux avec lequel je m'informe près des personnes étrangères à l'art de guérir, des remarques qu'elles sont dans le cas de faire sur l'état physique des cristallins; les malades eux-mêmes se font observer si fréquemment, qu'il n'est point étonnant de voir leur aptitude à porter un jugement sain.

Le 17, M. le docteur Damiron a observé les cristallins, il croit que l'opacité du côté droit suit une marche décroissante plus rapide que son congénère.

Du 18 au 31, l'opacité des cristallins suit une marche décroissante, lente mais soutenue, le docteur Damiron a encore observé l'état actuel des cataractes; il trouve la matière albumineuse très-divisée, il engage le malade à persévérer dans le traitement.

Le 7 septembre, M. le docteur Damiron a observé l'état des cataractes; il a dit au malade qu'elles ont diminué depuis sa dernière visite (le 29 août). On voit que ce médecin se donne la peine de suivre et de noter avec exactitude les gradations qui ont lieu dans cette pénible affection, pourquoi donc les autres médecins ne suivent-ils pas un aussi bel exemple?

Le 8, M. le docteur Rochoux, qui avait observé les cataractes du malade il y a environ vingt jours, trouve qu'elles ont diminué d'intensité; il dit au malade plusieurs choses obligeantes sur le résultat de notre méthode. Encore un confrère que le hasard guérit du scepticisme, car c'est la seconde fois qu'il se trouve à dîner avec M. de Mauret, chez madame Basmont, rue d'Enfer, n° 16.

M. de Mauret nous dit qu'en sortant de dîner il était nuit close, et qu'il s'est conduit seul pour retourner chez lui avec autant de facilité qu'avant sa maladie.

Du 9 au 30, M. de Mauret est content de sa vue; il voit très-bien tous les objets, il se conduit aussi hardiment qu'avant sa maladie, mais il ne peut encore lire que les petites capitales, le texte d'un livre est au-dessus de ses moyens.

Le 15 octobre, M. de Mauret voit toutes les fleurs artificielles ainsi que les fruits contenus dans l'album de M. Rossignol; plusieurs croquis sont également bien distingués. C'est M. Puech qui fait cette épreuve.

Nous ne pouvons concevoir la cause qui peut empêcher le malade de lire, car il est bien plus aisé de percevoir les caractères imprimés que de distinguer les croquis, qui comme on sait, sont des figures, paysages, fleurs et fruits faits au crayon.

Quoi qu'il en soit de la cause de ce phénomène, il existe et nous devons le noter. Peut-être qu'un de nos confrères expliquera d'une manière satisfaisante ce qui ne peut être expliqué par nous.

Pendant la dernière quinzaine d'octobre nous ne faisons aucune expérience.

Du 1er au 15 novembre, la résorption des cataractes se fait lentement, la vue s'améliore de même.

Le 19, M. le docteur Damiron a observé l'état des cristallins. Ce confrère nous dit que depuis plus d'un mois il n'avait pas vu M. de Mauret ; qu'il ne pouvait établir une différence bien tranchée dans l'opacité du cristallin gauche, mais qu'elle était très-remarquable dans le droit.

Cessation du traitement le 1er décembre ; mort du choléra dans le mois d'avril.

XIIIe Observation. — M. ROSSIGNOL, *avocat à la cour royale, âgé de trente-six ans.*

(Taie chronique de la cornée, avec complication de cataracte. Amélioration.)

—

Ce malade est d'une constitution nerveuse. A l'âge de quatre ans il se développa une taie lenticulaire sur le cristallin droit, qui masquait ce tissu dans les onze douzièmes de sa surface. On distingue à la partie supérieure de cette agglomération de matière albumineuse, une faible portion du cristallin qui paraît très-opaque. La taie couvre une partie de la pupille ; cette tumeur est proéminente à sa partie moyenne, elle est aplatie à sa circonférence.

Le malade distingue la lumière des ténèbres, il est peut-être oiseux d'indiquer que plusieurs méthodes furent infructueusement employées contre cette tumeur, qui se montra constamment rebelle.

Après trois mois d'hésitation, M. Rossignol se soumit à l'emploi de notre méthode. La tumeur et la pupille sont entièrement opaques.

Le 24 juin 1831, nous commençons le traitement.

Le 26, la couleur de la tumeur n'est plus la même, elle paraît azurée dans une grande partie de son étendue.

Le 27, la partie supérieure est frangée, le centre est moins proéminent, la couleur bleue remplace la couleur blanc sale; la pupille commence à réfléchir dans sa moitié supérieure, la tumeur produit faiblement le même phénomène. Le malade voit les mouvemens de sa main, ainsi que les gros objets qu'on place à la partie latérale externe de l'œil.

Le 29 juillet, la tumeur est déprimée, elle paraît égale dans toute sa surface, et réfléchit dans toute son étendue. Le malade affirme qu'à la rigueur il pourrait se conduire avec le secours de cet œil.

Les 30 et 31, M. Rossignol est enchanté du changement qui s'est opéré dans sa vue. Il dit que son œil gauche le sert beaucoup mieux, car il lit à une bien plus grande distance qu'avant son traitement. M. Rossignol est doué d'un esprit observateur extrêmement rare; il possède de grandes connaissances médicales, ce qui est peu fréquent parmi les hommes qui par état ne sont point forcés d'étudier. Il possède aussi à un degré très-élevé les connaissances accessoires à la médecine, telles que la chymie, l'histoire naturelle, la botanique, etc. Il joint à ces connaissances celle de peintre, ce qui le met dans le cas d'établir la différence la moins marquée dans la situation de sa maladie. Un médecin est heureux quand il rencontre un sujet aussi capable de juger les changemens graduels qui s'opèrent dans son état. Je pense que M. Rossignol voudra bien de son côté écrire son observation, et qu'il notera avec la plus rigoureuse exactitude tout ce qu'il sera à même d'éprouver pendant le traitement.

Du 1er au 15 août, diminution de volume et changement notable dans la couleur de la matière; le cristallin se découvre à la partie supérieure; la vision est à peu près la même que le huitième jour du traitement.

Le 19, la taie a diminué d'un bon tiers dans toute sa circonférence, elle est aplatie au centre. La fraction du cristallin que nous avons déjà signalée à la partie supérieure comme étant entièrement opaque, présente aujourd'hui deux points d'une belle couleur noire; le plus grand, qui est un peu plus du côté du nez, peut avoir deux lignes de diamètre, et le second, placé à la partie supérieure, a un peu plus d'une ligne. Le malade a nuancé plusieurs couleurs avec la plus grande facilité et la plus rigoureuse exactitude.

Le 24, les points indiqués le 19 sont un peu plus grands; on les voit à l'œil nu avec la plus grande facilité. Le malade qui jusqu'à ce jour ne pouvait distinguer les couleurs qu'en les plaçant à la partie latérale externe de cet œil, les juge très-bien quand on les place à la partie supérieure.

Le 31 août, nous observons que la taie est beaucoup plus transparente, qu'elle s'est fendillée dans plusieurs parties, et qu'elle est frangée dans une grande étendue de sa circonférence.

Pendant le mois de septembre la résorption de la taie et de la cataracte s'opère lentement. Le malade perçoit tous les mouvemens que j'exécute, soit avec les doigts ou avec les muscles du visage, et c'est à une très-grande distance qu'il juge ces mouvemens. L'état physique est on ne peut plus satisfaisant, on voit un grand cercle noir à la partie supérieure, la taie est d'une belle couleur céleste; le malade est content de son état, mais je ne le suis pas de son inexactitude à se rendre au pansement, à cause du retard que la guérison doit en éprouver.

Du 1er au 15 octobre, la résorption de la taie se fait lentement, il en est de même de la cataracte. La vue est assez bonne, puisque le malade juge promptement les objets et les divers mouvemens qu'on exécute. La matière est d'une belle couleur céleste, divisée par une série de lignes divergentes d'une nuance variée.

Du 16 au 31, le malade persiste dans son inexactitude à se rendre à la visite.

Du 1er au 15 novembre, M. Rossignol, vient un peu plus souvent à la visite, mais il ne suit pas exactement les prescriptions que je lui fais. Il dit que sa vue s'améliore, ce que je n'oserai révoquer en doute, mais que je ne puis affirmer que par le rapport du malade. Quant à l'état physique de la taie et de la cataracte, il a subi une si légère modification qu'il me serait impossible de la déterminer.

Le 8 janvier 1832, M. Rossignol dit que la veille, en faisant une partie d'écarté, il a reconnu plusieurs cartes avec le secours de l'œil droit; je m'empresse de faire moi-même cette épreuve, qui réussit complètement.

Le 10, nous récidivons l'expérience faite le 8 et elle réussit moins bien, puisque le malade prend le trèfle pour le pique. Nous pensons que la position et surtout l'état brumeux de la journée, sont cause de cette erreur de perception.

Le 12, M. Rossignol prend un congé indéterminé.

XIVe Observation. — Mme POULALION, *née à Narbonne, demeurant à Paris, rue du Doyenné, n° 12.*

(Cataracte complète à l'œil droit; moins avancée à l'œil gauche. Grand amélioration de la vue.)

—

La malade est âgée de soixante-six ans, d'une constitution nerveuse, portant deux cataractes très-avancées, la couleur des cristallins est gris-bleu; le gauche est un peu moins opaque, on s'y voit comme dans un miroir recouvert d'une couche gypseuse. La malade ne peut se conduire sans le secours d'un guide; elle juge les couleurs avec assez d'exactitude, cependant elle ne peut reconnaître les individus. La cécité de l'œil droit est complète; l'état actuel de cette dame a été constaté par M. le docteur Marjolin.

Le 28 juin 1831, nous commençons l'emploi de ma méthode.

Le 5 juillet, la malade nuance bien le rouge et le jaune ayant l'œil gauche fermé; les cristallins sont luisans, ils réfléchissent avec beaucoup d'exactitude.

Le 6, madame Poulalion éprouve de la chaleur dans l'épigastre; elle a la langue sèche, rouge à ses bords et muqueuse au centre.

Le 7, elle a plusieurs évacuations alvines sanguinolentes.

Le 8, elle ne vient pas à la visite.

Le 9, elle me dit que sa douleur gastro-intestinale n'existe plus; cependant la langue est encore rouge à la pointe et sur ses bords, et muqueuse au centre; je pense donc que la gastrite est assez intense pour exiger le repos de l'organe malade, en conséquence je prescris une diète sévère, l'orangeade édulcorée avec le sirop de gomme pour boisson, et des demi-lavemens toutes les quatre heures avec la décoction tiède de graine de lin.

Le 10, madame Poulalion est bien rétablie de son indisposition; la cornée est injectée d'une matière sanguinolente; les pupilles sont bien dilatées; les cristallins sont luisans, ils réfléchissent très-exactement; la malade a lu l'intitulé des Nuits d'Yong ainsi que celui du Dictionnaire de médecine et des sciences accessoires par Nysten. Quand nous l'observâmes pour la première fois, il ne lui fut pas possible de lire le titre du *Constitutionnel*, dont les capitales sont quatre fois plus grandes que celles qu'elle a lues avec facilité cejourd'hui, quatorzième jour de son traitement.

Le 19, la malade dit qu'étant assise sur un des bancs placés dans la seconde allée du jardin des Tuileries, elle vit les barreaux du grillage qu'elle n'avait pu distinguer depuis plus de trois mois.

Le 21, elle lit la seconde ligne du *Constitutionnel* ainsi que le mot *extérieur*, placé en tête de la première colonne de cette feuille. M. Rossignol, avocat à la cour royale, était présent à ma visite, il observa les cristallins, et se fit rendre compte de leur état avant le traitement. Ce jeune avocat, affecté lui-même d'une large taie qui masque le cristallin, a étudié avec soin les maladies des yeux. Les cristallins réfléchissent très-exactement, le droit est encore chargé d'une assez grande quantité de matière cataractante.

Du 22 au 31, la malade n'accuse aucune modification assez prononcée dans la vue pour être inscrite sur ce journal ; le cristallin gauche est luisant, il paraît que la résorption de la matière albumineuse se fait plus activement dans ce cristallin que dans son congénère.

Le 5 août, madame Poulalion a lu l'intitulé du Formulaire de Magendie, qui est imprimé en capitales de moyenne grosseur.

Du 6 au 15 août, la malade vint seule à la visite,

et nous affirmons qu'elle se conduit avec toute l'assurance qu'une personne de son âge peut raisonnablement désirer.

Du 16 au 31, la malade continue de venir seule à la visite, elle est contente de son état actuel, qui lui laisse espérer mieux encore.

Le 3 septembre, désirant m'assurer de l'état de la vue de madame Poulalion, je lui présente la première page de l'introduction du Formulaire de Magendie pour 1829. Elle est surprise de pouvoir lire les trois premières lignes de cette page sans employer de lunettes. Il serait difficile de décrire la joie que cette dame éprouva en acquérant la certitude de la grande amélioration de sa vue. Elle dit qu'elle veut en faire part à toutes ses connaissances, et que de suite elle va en écrire à son frère, M. le général marquis de Tressan, actuellement à la campagne. On se rappelle sans doute que madame Poulalion ne pouvait lire le titre du *Constitutionnel* quand elle se soumit à l'emploi de notre méthode.

Le 6, madame Poulalion ne vient pas à la visite ; on m'apprend qu'une de ses filles, nouvellement arrivée à Paris où elle doit séjourner quelque temps, absorbe tous ses instans, et cause la suspension d'un traitement encore bien nécessaire.

Le 4 août 1832, je rencontrai madame Poulalion sur le boulevard Saint-Martin, accompagnée de sa fille, elles me dirent que la vue de l'œil gauche était à peu près la même, et qu'elle était décidée à se faire opérer l'œil droit. Nous lui souhaitâmes une bonne chance, car il nous a étéimpossible de

8

comprendre quel motif puissant lui avait fait abandonner un traitement sous l'influence duquel elle avait éprouvé une aussi grande amélioration dans la vue de l'œil gauche.

XVe Observation. — Mme de TRESSE, *rue de l'Arbre-Sec, n° 66.*

(Deux cataractes très avancées; guérison de celle de l'œil droit.)

La malade, âgée de soixante et un ans, d'une constitution nerveuse, est affectée de deux cataractes, l'une complète à l'œil gauche, le cristallin est gris cendré. Le cristallin droit est moins opaque, il réfléchit dans une grande partie de sa circonférence; au moyen de cet œil la malade peut se conduire, elle nuance les couleurs, elle ne peut lire les caractères imprimés, elle distingue les lignes en grosses capitales, mais elle ne peut reconnaître les lettres. M. le docteur Burdin, rue Saint-Merry, nous a adressé la malade.

Le 28 juin 1831, nous commençâmes le traitement.

Le 10 juillet, le cristallin droit est luisant; il réfléchit très-exactement; le gauche est bleu céleste, un peu plus foncé à la partie latérale externe. La malade dit que la lumière est mieux perçue, mais qu'elle ne distingue encore aucun objet quand elle ferme l'œil droit.

Du 11 au 20, amélioration lente, mais progressive de la vue, le cristallin droit est nuagé, il réfléchit comme dans l'état normal; le gauche est bleu céleste dans toute son étendue. La matière paraît être plus divisée à la partie latérale externe.

Du 21 au 31, la malade dit qu'elle voit mieux, mais que son œil se couvre fréquemment d'une humeur mucilagineuse qui intercepte la vision. Le cristallin reprend son état primitif avec beaucoup de promptitude; le gauche est bleu à sa partie latérale externe, le reste de son étendue est gris; la lumière est bien perçue, mais elle ne voit pas encore les gros objets.

Du 1er au 15 août, madame Tresse est satisfaite de l'état de sa vue, elle ne se plaint plus de la secrétion anormale de matière visqueuse, qui troublait auparavant la vue de l'œil droit. L'opacité de ce cristallin s'efface assez rapidement. Je ne puis noter de changement bien appréciable dans le cristallin gauche.

Du 16 au 31, la cataracte de l'œil gauche fait peu de progrès; la matière paraît être un peu plus divisée, mais elle est encore très-épaisse, aussi la vue est nulle de ce côté, il n'en est pas de même de l'œil droit qui paraît être dans son état normal; cependant la malade nous dit qu'elle voit encore à travers un léger nuage. Ce phénomène ne peut être expliqué par l'état physique du cristallin, qui, encore un coup, paraît être dans son état naturel.

Pendant le mois de septembre, madame Tresse est contente de sa vue, elle s'occupe pendant plusieurs heures de la journée à la couture et autres travaux qui fatiguent les yeux les plus sains; elle dit ne pouvoir se dispenser d'un travail utile à son existence. L'œil droit paraît entièrement guéri.

Du 1er au 15 octobre, la malade nous dit que la vue de son œil gauche s'améliore, elle continue à être contente de la manière dont elle voit avec l'œil droit, puisqu'elle peut travailler facilement soit à la couture ou autres objets également minutieux.

Du 16 au 31, aucune remarque intéressante.

Du 1er au 15 novembre rien d'intéressant à noter, la vue est la même.

Du 16 au 30, madame Tresse continue à être satisfaite de l'état de sa vue, qui lui permet de coudre, de lire, etc. La cataracte du cristallin gauche se résorbe lentement. Cet œil ne rendra jamais de grands services à la malade.

Pendant le mois de décembre, nous ne faisons aucune remarque intéressante.

Le 10 janvier 1832, je donne congé à la malade.

La promptitude avec laquelle la cataracte de l'œil droit a été guérie, et le peu d'amélioration de celle du gauche, sont pour moi une preuve certaine que l'une était de nature gypseuse.

XVIe Observation. — Mme HÉDOUIN, *rue Bellefond*, *n.* 31.

(Deux cataractes très avancées ; amélioration de la vue ; cessation anticipée du traitement.)

—

Cette dame est âgée de 54 ans, elle est d'une constitution nerveuse, gastrite chronique, passant fréquemment à l'état aigu ; elle est affectée de deux cataractes très avancées, la couleur est d'un gris bleu, l'œil droit perçoit beaucoup mieux que son congénère, quoique l'état physique ne puisse nous rendre raison de ce phénomène.

La malade lit les gros caractères imprimés avec le secours de l'œil droit, le gauche distingue les couleurs ; cette dame ne peut se conduire seule ; elle ne distingue pas les physionomies, car elle ne peut me voir.

Madame Hédouin s'est soumise pendant quarante jours à la méthode du docteur Gondret ; elle dit que sa vue diminue rapidement, surtout depuis quinze jours. On doit, en outre, noter que pour lire les grandes capitales, la malade est obligée de les placer à deux ou trois pouces de l'œil droit.

Le 9 octobre 1831, nous commençons le traitement.

Le 13, les cristallins sont luisans ; ils réfléchissent assez bien. Cependant, madame Hédouin ne nous indique aucun changement dans sa vue. Le 15, madame Hédouin est contente de l'état général de sa santé : sa langue sèche et muqueuse, son haleine infecte, ses lèvres arides tout a disparu sous l'influence de notre méthode. Son mari me fait remarquer le changement qui s'est opéré dans l'irritation gastrique, en fixant mon attention sur l'odeur de l'haleine qui encore une fois n'exhale plus une odeur désagréable. Les cristallins paraissent être un peu plus luisans que le 13.

Le 16, les cristallins sont luisans; ils réfléchissent les objets avec la plus grande précision. Madame Hédouin voit les fauteuils rouges et les chaises noires qui meublent mon salon.

Le 17, la malade voit bien le balancier de la pendule; elle indique l'heure sur le cadran, qui est doré.

Le 18, elle marche avec un peu moins de timidité; elle dit avoir lu une enseigne dont les lettres sont très grosses.

Le 19, la malade descend les trois marches de l'escalier, parce que je l'engage à s'en rapporter à sa vue; elle fait le tour du jardin, mais elle est d'une timidité indicible, elle craint à chaque pas de tomber dans un précipice ou de rencontrer un obstacle.

Le 23, elle monte et descend l'escalier avec assez de hardiesse, elle fait le tour du jardin et sa marche est plus assurée. Madame Hédouin, connaît toutes les fleurs, ainsi que les plantes que je soumets à son observation.

Le 24, M. Hédouin, se joint à moi, pour encourager sa dame, nous obtenons sans trop de peine de lui faire descendre l'escalier, ce qu'elle exécute avec assez de facilité. Elle fait aussi le tour du jardin, elle ouvre la porte d'entrée, descend la marche et se conduit dans la rue avec autant d'assurance que dans les allées du jardin.

Le 26, madame Hédouin, entre et sort de chez moi sans le secours de son guide, elle dit que la lumière lui paraît moins entourée de nuages. Son mari me fait signe de prendre sa montre et de la lui présenter, je la tiens éloignée au moins de deux pieds des yeux de la malade, et en indiquant l'heure, elle reconnaît aussi la montre de son mari.

Le 27, la malade entre seule dans le jardin, elle marche avec hardiesse, se dirige vers moi, et malgré mon immobilité elle me salue en me nommant. Sa physionomie exprime le plaisir qu'elle éprouve.

Le 28 octobre, madame Hédouin, vient à la visite accompagnée de son mari ; elle entre seule dans le jardin et dans le salon, elle se place sur la chaise ou je fais les pansemens, et elle attend que j'aille la panser. Après quelques minutes pendant lesquelles elle promène ses regards dans les diverses parties du salon, elle vient me trouver à mon bureau qui se trouve à quinze pieds de là. M. Hédouin à qui j'avais fait signe de garder le silence, paraît être satisfait de cette épreuve; il me dit qu'il a abandonné Madame à cinquante pas de la porte d'entrée, et qu'il a été très agréablement surpris de la trouver au moment où elle entrait au jardin.

Madame Hédouin fait ensuite le tour du jardin, elle marche avec beaucoup d'assurance; elle dit au domestique qu'elle rencontre dans une allée : Je vous vois bien aujourd'hui, mais il y a quelques jours je ne vous aurais pas vu. M. Hédouin, prie son épouse de nommer plusieurs plantes, ce qu'elle exécute avec beaucoup de précision et de promptitude; enfin la malade voit et désigne exactement l'heure et les minutes sur le cadran d'une montre en or, dont les chiffres romains ainsi que les aiguilles sont très petites.

Le 29, M. Hédouin, qui accompagne madame son épouse, dit que pour rendre hommage à la vérité, il affirme que la vue de madame s'est sensiblement améliorée depuis qu'elle est en traitement; il énumère une série d'observations qu'il a faites pour s'assurer de cette amélioration, et il est entièrement convaincu de leur exactitude. Je crois qu'il est impossible de trouver un juge plus éclairé et plus impartial, car M. Hédouin était peu disposé à croire au succès de notre méthode quand il confia son épouse à nos soins.

Le 30, M. Hédouin, me dit que madame son épouse a bien vu les traits de son fils, ainsi que la chemise de couleur qu'il portait, et qu'elle l'a engagé d'en prendre une blanche.

Le 31 octobre, la femme de chambre qui accompagne madame Hédouin, dit qu'elle trouve une grande différence dans l'état de la vue de la malade, car elle prend elle-même beaucoup d'objets à son usage, que la semaine dernière elle était obligée de lui donner; elle dit aussi que sa maîtresse marche bien plus hardiment.

Je noterai, que la santé de madame Hédouin est bonne, qu'elle digère bien, qu'elle dort pendant huit ou neuf heures d'un sommeil tranquille et réparateur, enfin que l'équilibre est presque rétabli dans les fonctions organiques.

Le 3 novembre, madame Hédouin a fait une mauvaise digestion, il y a recrudescence d'irritation gastrique. Le cerveau participe sans doute à l'irritation, ce qui rend la malade inquiète sur son état présent et futur; elle dit que sa vue est moins claire, qu'elle voit comme au travers d'un épais nuage, ce qui lui fait craindre le retour de l'état pénible dans lequel elle était quand elle se confia à nos soins.

Le 4, la malade paraît moins inquiète pour l'avenir; sans être satisfaite de son état actuel, elle semble espèrer. Il est inutile de dire que l'irritation gastrique est moins intense.

Le 5, madame Hédouin, accuse une douleur dans la partie supérieure et postérieure du cerveau; elle se plaint encore de sa vue, mais son inquiétude est moins grave que le 3; il faut noter que cette dame n'a pas cessé un jour de se conduire seule dans mon salon.

Le 6, la malade n'est point entièrement rétablie, mais il y a une grande amélioration dans l'état général de sa santé; elle dit que sa vue est moins trouble, mais qu'elle voit moins bien que la semaine dernière.

Les 7, 8 et 9, madame Hédouin est contente de sa santé, elle est moins inquiète de sa vue, parce qu'elle remarque que le brouillard diminue progressivement.

Du 10 au 20 novembre, la malade est aussi satisfaite de l'état de sa vue, qu'il est possible à une dame impatiente de connaître le terme de sa guérison radicale. Quand nous commençâmes le traitement, madame Hédouin désirait revoir les meubles qui ornent son appartement, elle aurait donné tout au monde pour avoir assez de vue pour se conduire sans se heurter dans son salon. Eh bien! elle se conduit ainsi qu'il est indiqué plus haut. Elle voit l'heure sur le cadran d'une montre, elle reconnaît bien les personnes, etc., mais elle voudrait pouvoir lire et écrire; peut-être même voudrait-elle se livrer à des travaux plus minutieux. Quoi qu'il en soit du désir de cette dame, il en est de même de tous les malades que je traite, ils deviennent plus exigeants en raison de ce qu'ils obtiennent.

Pendant les derniers jours de novembre, nous ne faisons aucune remarque intéressante.

Pendant tout le mois de décembre, le mieux obtenu se soutient. La malade me dit que toutes les personnes de sa connaissance trouvent qu'elle a les yeux très clairs, ce qui est on ne peut plus exact.

Le 7 janvier 1832, madame Hédouin fait une chute en arrière, en voulant s'appuyer contre un mur qui se trouvait trop éloigné d'elle; cet accident a causé un ébranlement général, qui ne permet pas à la malade de venir au pansement.

Le 9 janvier, j'ai visité la malade, je n'ai trouvé aucune solution de continuité, pas la plus légère enchymose, point de pyréxie. La malade se plaint d'une douleur lombaire, et d'une sensation insolite dans le vagin et dans le rectum, du reste elle n'éprouve ces douleurs que lorsqu'elle est debout ou assise.

Le 14, madame Hédouin est bien, elle dort de sept à neuf heures. Ses douleurs lombaires ont beaucoup diminué; elle ne les ressent que lorsqu'elle veut s'asseoir ou se relever étant assise.

Le 18, même état.

Le 24, j'ai trouvé la malade levée, elle se promenait dans

son appartement; elle n'accusa aucune douleur, mais elle se plaignait encore de la sensation que nous avons indiquée lors de notre première visite. Cette dame voudrait reprendre le traitement de ses cataractes.

Le 5 février, M. Hédouin, me fait une visite, pour me rendre compte de la situation de madame son épouse, qui s'est sensiblement améliorée depuis le 24 du mois échu; il me dit que Madame fit hier une assez longue promenade, et qu'elle n'en fut point fatiguée; et il ajouta que sous le rapport de la vue, Madame avait caractérisé d'une manière positive le soir à la lumière, la couleur d'une robe et d'un chapeau de dame. La robe était *pensée* et le chapeau *grenat*. Cette observation prouve la grande amélioration qui s'est opérée dans la vision de cette dame; car il est très difficile pour les personnes mêmes qui jouissent de l'intégrité de la vue de désigner exactement ces deux couleurs le soir à la chandelle.

Cette dame a cessé son traitement, je pense qu'elle a l'espoir d'obtenir une vue parfaite en se faisant opérer.

XVIIe Observation. — M. DANVIN (Jean-Baptiste) *de Monthyon, canton de Meaux, département de Seine-et-Marne, actuellement à Paris, rue St-Nicolas-d'Antin, n.* 3.

(Cataracte secondaire à l'œil droit, primitive à l'œil gauche; guérison de celle de l'œil droit; amélioration de l'autre.)

—

Le malade est âgé de 37 ans, il est affecté d'une cataracte mûre du cristallin droit, et d'une autre très avancée à l'œil gauche. M. Danvin marche seul, mais il ne voit point les croisées, ni les portes des maisons; il dit qu'il croit être entre deux murs de six à sept pieds de hauteur. S'il rencontre un obstacle, ce n'est qu'à trois ou quatre pieds qu'il peut le reconnaître, ce qui l'oblige à suivre les rues en longeant le plus près possible l'un des côtés.

Ce malade sort de l'hôpital St-Louis, où il dit avoir été opéré de l'œil droit par le docteur Joubert. Il nous a été impossible de constater si, comme l'affirme le malade, l'œil droit a été opéré, parce que le cristallin occupe sa place ordinaire, et que l'iris conserve l'intégrité de ses mouvemens.

Nous envoyons le malade au bureau de Charité de son arrondissement, pour faire constater son état actuel par un de nos confrères; il nous rapporte un certificat souscrit par le docteur Louyer de Villermay, dont voici la copie littérale.

« Je soussigné, docteur en médecine attaché au bureau de Charité, certifie que le nommé Jean-Baptiste Danvin, âgé de 37 ans, demeurant rue St-Nicolas, n. 3, est attaqué d'une cataracte double, plus prononcée du côté droit, et que dans cette situation il est hors d'état de se faire donner d'autres soins que des soins gratuits.

Paris, le 12 octobre 1831.

Signé L. Villermay. »

Danvin voit les couleurs, il ne peut connaître aucune des lettres indiquant le titre du *Constitutionnel*.

C'est le 10 octobre que nous commençons le traitement.

Le 16, le malade dit qu'il se conduit avec un peu plus d'assurance, et qu'il voit bien les portes des maisons.

Le 20, il affirme avoir lu le titre d'une affiche de la mairie, mais qu'il a eu beaucoup de peine pour connaître l'R, parce que cette lettre ressemble trop au B.

Du 20 au 31, Danvin est on ne peut plus content de l'état de sa vue, il dit qu'elle s'éclaircit tous les jours, et qu'il voit les gros objets à une grande distance.

Le 31, interrogé par M. Gavaudan, qui depuis quelques jours s'est confié à nos soins, voici ses réponses : Quand je vins à Paris pour me faire opérer de la cataracte, il m'était impossible de voir un mouton noir ou blanc quand ils étaient arrêtés à quatre pas de moi, mais s'ils marchaient je pouvais les voir. Maintenant, ajoute le malade, je vois bien une poule noire ou une poule jaune à quinze pas de distance.

Le 6 novembre, interrogé par M. Demauret, Danvin affirme que le 10 octobre il ne voyait pas les croisées des maisons, mais que depuis le jour de la Toussaint il voyait bien les portes, les fenêtres ainsi que les cheminées ; il dit encore qu'il a vu Henri IV, ainsi que le cheval sur lequel il est placé, tandis qu'avant le traitement il croyait que c'était une cheminée, et que sa femme se moquait de lui quand elle voulait lui persuader que c'était un homme à cheval. Il dit aussi qu'il a vu une pièce de deux sous, placée à terre ; je m'empresse de vérifier cette déposition, et j'acquiers la certitude que le malade dit vrai.

Le 18 novembre, M. le docteur Damiron observa le malade dans notre cabinet, il fut comme nous dans l'impossibilité de constater si l'œil droit avait été opéré.

Le 23, le malade est observé par M. le docteur Duval, médecin du bureau de Charité du 1er arrondissement, qui lui délivre le certificat suivant : Je soussigné, docteur en médecine attaché au bureau de Charité, certifie que le nommé Danvin, âgé de 37 ans, demeurant rue St-Nicolas, n. 3, est attaqué d'une cataracte, et que dans cette situation il est hors d'état de travailler. Il a déjà perdu un œil qui a été opéré sans succès, de l'autre il y voit un peu pour se conduire.

Délivré à Paris, le 23 novembre 1831.

Signé Duval.

Nous devons dire, dans l'intérêt de la vérité, que Danvin ayant besoin des secours de la Charité, n'avait point parlé au docteur Duval de l'amélioration qu'il avait obtenue dans la vision de l'œil gauche, parce qu'il craignait, nous a-t-il dit, qu'on lui refusât les secours qu'il implorait de la pharmacie de l'établissement.

Du 24 au 30, aucune remarque intéressante n'a été faite.

Le 1er décembre, le malade voit bien toutes les cartes, avec l'œil gauche, il voit ma main et compte mes doigts avec son œil droit. Il dit que depuis trois jours il s'est aperçu que cet œil n'était pas perdu comme le lui avait dit le docteur Duval. Il est dans le ravissement.

Le 2, la diminution de l'opacité des cristallins est très marquée. La cataracte de l'œil droit qui était couleur de nacre est maintenant bleu céleste. Le malade voit les personnes à dix ou douze pas de distance, ayant l'œil gauche fermé.

Le 4, le malade connaît toutes les cartes ; il dit qu'il voit aussi bien d'un œil que de l'autre.

Le 7 décembre, M. Danvin est encore observé par M. le docteur Duval. Ce médecin est surpris du changement qu'il reconnaît dans la cataracte du cristallin droit. Il dit au malade, qui sur mon invitation lui rend compte de l'amélioration de sa vue, je vous en fais mon compliment, vous êtes ma foi bien heureux.

Du 8 au 15, les cataractes diminuent lentement d'intensité, la vue s'améliore de même.

Le 25, le malade dit qu'il voit une poule à plus de trente pas de distance ; il est content de sa situation qui lui permettrait de reprendre ses occupations de berger. La cataracte du cristallin droit se résorbe avec beaucoup plus d'activité que celle de son congénère, cependant le malade affirme qu'il voit beaucoup mieux avec l'œil gauche.

Du 26 au 31, nous n'avons fait aucune remarque intéressante.

Le 10 janvier 1832, je donne congé au malade jusqu'au commencement du mois de mars, époque où il promet de reprendre son traitement.

Le 28 janvier, M. Danvin me rend compte de sa situation; il m'écrit que sa vue s'éclaircit, qu'il voit des pigeons soit qu'ils volent ou qu'ils soient à terre. Il dit qu'il voit beaucoup de choses dans la campagne, qu'il ne pouvait apercevoir avant d'être venu vers moi.

Le 4 mars 1832, Danvin reprend son traitement.

Le 12, la terreur que lui inspire le choléra lui rend le séjour de Paris insupportable; je l'adresse à M. le docteur Damiron pour qu'il ait la bonté de constater son état actuel. Ce médecin était en compagnie de son ami le docteur Gasc, et ils l'ont observé alternativement.

N'ayant plus reçu de nouvelles de ce malade, je suis dans l'impossibilité de dire ce qu'il est devenu.

XVIIIe Observation. — M. GAVAUDAN, *artiste lyrique en retraite.*

(Deux cataractes avec complication de strabisme et de diplopie.)

—

Le malade est âgé de soixante ans, d'une constitution sanguine, affecté de deux cataractes diagnostiquées par MM. les docteurs Forlenz et Biett. Le docteur Roux, qui a été consulté par le malade, n'a point donné son avis sur cette maladie, qui cependant est très-appréciable par l'aspect des cristallins qui sont d'une couleur cendrée, ainsi que par les imaginations que M. Gavaudan éprouve depuis plus de six mois.

Cette affection est compliquée du strabisme de l'œil gauche, dont la pupille est presque perdue dans le grand angle. Il y a en outre diplopie, de manière que le malade voit double l'objet qu'il regarde à un pied de l'axe visuel. Ce phénomène n'a pas lieu quand l'objet est plus rapproché.

Voici ce que le malade me dit percevoir : « Si je regarde un objet à sept ou huit pouces, je le vois dans son état naturel ; à un pied de distance, je le vois double ; ils sont l'un à côté de l'autre, et semblent unis ensemble. A mesure que je m'éloigne, la séparation s'établit de telle sorte que, placé à vingt-cinq pas, si je regarde un homme, par exemple, j'en vois deux à un demi quart de lieue l'un de l'autre. Plus je suis éloigné de l'objet que je regarde, plus la séparation est étendue, à tel point que dans une plaine un objet me paraît être à droite l'autre à gauche, aussi loin que la portée de ma vue me permet de juger. Si je ferme l'œil gauche, la diplopie cesse et l'objet me paraît naturel ; il est jaune, quand je ferme l'œil droit, ce qui me fait penser que la cataracte est plus avancée de ce côté que de l'autre. » Le malade s'est fait poser un séton à la nuque, d'après le conseil du docteur Roux. Ce moyen, ainsi que le régime imposé, n'a produit aucun résultat satisfaisant.

Le 28 octobre 1831, M. Gavaudan vient réclamer mes soins. Il s'est soumis à la méthode que j'emploie pour guérir la cataracte. Quel que soit le résultat du traitement, j'en rendrai un compte exact et détaillé.

Le 9 novembre, le malade dit que les objets perçus avec l'œil gauche lui paraissent moins jaunes; il croit que les mouvemens de cet œil sont plus libres.

Le 15, M. Gavaudan dit qu'il peut voir son bras gauche avec l'œil du même côté, ce qui lui était impossible depuis sept à huit mois.

Le 16, le malade est observé par M. le docteur Fiévée. Ce médecin trouve les mouvemens de l'œil plus faciles, et constate la diminution du strabisme.

Le 18, le malade est content de son état; il dit que toutes les personnes de sa connaissance voient la diminution du strabisme. En effet, quand M. Gavaudan regarde en face, on voit toute la pupille et l'iris, tandis que le 9 du courant on ne voyait que la partie externe de cette membrane; le reste étant caché dans le grand angle de l'œil.

Le 24, le malade affirme qu'il voit très-bien son bras gauche en fermant son œil droit, et que les objets qu'il observe sont à peu près dans leur état naturel.

Le 28, M. Gavaudan respire avec peine; il a de violentes quintes de toux sans expectoration, il est en proie à une bronchite aiguë. Je prescris la diète, les boissons émollientes tièdes, le repos du lit, etc.

Le 15 décembre, la bronchite existe encore; le malade est indocile aux conseils que je lui donne; il sort malgré le froid humide, et empêche ainsi la crise de cette affection catarrhale qui doit se faire en grande partie par la transpiration cutanée.

Le 16, je fais une large saignée du bras, qui est suivie d'une amélioration notable dans l'état du malade, M. le docteur Fiévée continue le traitement, et je ne vois M. Gavaudan que le 29 janvier. A cette époque, l'état des yeux est très satisfaisant; le malade louche très peu; il est parfaitement rétabli de son catarrhe.

Ce malade est venu au pansement pendant les premiers jours du mois de mai; il est parti pour la campagne dans le courant du même mois, et ne m'a plus donné de ses nouvelles.

Le 15 septembre, M. Martin, artiste lyrique, me dit que la vue de son ancien camarade était bonne, et qu'il louchait très peu. Il me fait espérer qu'il viendra lui-même pour me rendre compte de sa situation, mais cejourd'hui, 21 janvier 1833, j'attends encore cette visite, ce qui me porte à croire que M. Gavaudan n'a plus besoin de mes conseils.

XIXe. Observation. — M. BION (François), *rue Coquenard, n. 8.*

(Deux cataractes. Amélioration par ma méthode. Le malade se fait opérer, il perd l'œil droit.)

—

Le malade est d'une constitution nerveuse et sanguine; il est attaqué de deux cataractes, celle du cristallin droit est mûre. Le malade distingue la lumière des ténèbres.

La cataracte du cristallin gauche est moins avancée. Le malade peut lire le titre du *Constitutionnel*; il se conduit sans le secours d'un guide, mais il a peu de hardiesse.

La maladie est attestée par deux certificats, l'un du docteur Dupuytren daté du 5 juillet 1831.

L'autre souscrit par le docteur Goupil, le 30 mars 1831.

La couleur du cristallin droit est gris cendré, celle du gauche est gris bleu. Le premier est entièrement opaque, l'autre réfléchit comme un miroir recouvert d'une couche gypseuse.

Le malade s'est soumis à notre méthode, le 29 octobre 1831.

Le 5 novembre, il dit avoir vu la porte d'un jardin qu'il cherchait vainement à découvrir depuis plus de trois mois à pareille distance. Il affirme avoir écrit une lettre et avoir tracé les lignes droites. Ce malade est on ne peut plus heureux de l'amélioration qu'il éprouve, car M. et madame Hédouin, me disent qu'il remercie chaque jour la personne qui lui donna mon adresse.

Le 10 novembre, je prie le malade d'écrire lui-même les changemens qu'il éprouvera dans la vue, et de me remettre tous les quinze jours le résultat de ses observations.

Voici une copie littérale de la note qu'il me remit le 15 novembre.

« Le 10, je me suis aperçu que je voyais d'un peu plus » loin.

» Le 13, j'ai pu voir l'heure à une montre ainsi que les » lignes d'un journal.

» Le 25, j'ai lu une lettre de ma fille qui est en Italie ; il » y a plus de six mois que je n'avais pas lu un mot. »

Pendant le mois de décembre, l'intempérie de la saison cause de fréquentes absences, et dérange la régularité de notre traitement, aussi le malade ne me dit rien de l'état de sa vue.

Pendant le mois de janvier, même irrégularité dans les visites, la vue est intermittente. Un jour le malade dit qu'il voit bien, et un autre jour qu'il voit trouble. Cependant je dois noter que le 20, il me dit avoir vu les doigts ouverts ainsi que les liteaux qui séparent les vitres des croisées ; il est bien entendu que c'est avec l'œil droit.

Je lui ai donné congé pour le mois de février. Il reprendra son traitement le 1er mai prochain.

Ce malade n'est pas revenu à ma visite ; il a été opéré des deux yeux par le professeur Roux, l'œil gauche est entièrement perdu, il voit très peu avec l'autre.

XX. Observation. — Mlle CALAIS, *rue de la Fidélité n. 9.*

(Deux cataractes très avancées. Guérison.)

—

Cette demoiselle est âgé de 66 ans, d'une constitution bilioso-nerveuse, jouissant d'une santé assez robuste, est affectée de deux cataractes lenticulaires, celle du cristallin droit est plus avancée que celle de son congénère, elles sont gris cendré.

L'œil droit est à peu près inutile. Il voit cependant les masses et les couleurs, mais il ne peut pas même compter les doigts de ma main quand ils sont séparés.

En fermant l'œil droit, Mlle Calais peut lire pendant quelques minutes les caractères imprimés, quand elle les place à deux pouces de cet œil.

Il y a environ trois ans, que M. Chevalier, opticien, Tour-de-l'Horloge, n. 1, reconnut l'existence des cataractes, et qu'il engagea la malade à consulter le baron Wenzel, qui partagea son opinion sur la nature de la maladie.

Plus tard, Mlle Calais, consulta MM. les docteurs Boyer, Dubois et Marx, qui diagnostiquèrent l'existence des cataractes et exhortèrent la malade à la patience, en attendant la cécité pour courir ensuite les chances de l'opération.

Dans l'état actuel, Mlle Calais, ne peut se conduire sans le secours d'un guide.

Le 6 avril 1832, la malade se confie à mes soins. Je dois noter que l'œil est extrêmement sensible à l'impression des rayons lumineux.

Le 9 avril, Mlle Calais affirme que sa vue est plus ferme, qu'elle est moins sensible à l'impression de la lumière.

Le 12, Mlle Calais est venue seule à la visite; elle dit qu'elle voit les obstacles, elle marche avec beaucoup de hardiesse, elle est on ne plus contente de cette amélioration.

Le 20, Mlle Calais, n'est plus forcée de fermer l'œil droit pour lire, elles voit les caractères à quatre pouces de distance. La couleur des cristallins est moins cendrée, ils réfléchissent plus nettement.

Du 21 au 30, diminution lente, mais progressive de l'opacité des cristallins, amélioration de la vue dans les mêmes proportions.

Le 7 mai, je prie la malade de lire une lettre qui vient de me parvenir, elle la lit très rapidement et sans hésitation, quoique les caractères soient très fins et les lignes très près l'une de l'autre.

Le 8, étant assise près de la cheminée de mon salon, Mlle Calais voit les fleurs de lilas qui sont dans le jardin; il y a au moins vingt pas de distance.

Le 11, Mlle Calais, me lit plusieurs articles d'une lettre de M. Bernard, son neveu, pharmacien à Malesherbe, qui critique ma méthode et cherche à en démontrer l'inutilité. Je lui présente une brochure, que je la prie de lire, avec l'œil droit seulement; mon épreuve dépasse mon espoir, car elle en a lu un grand paragraphe sans la plus légère hésitation.

Elle me dit, en riant, qu'elle va rassurer son neveu, en lui faisant part du succès obtenu depuis qu'elle suit notre traitement, et elle se propose de lui faire sentir que la théorie la plus brillante doit céder à l'autorité des faits.

Le 27 mai, Mlle Calais dit qu'elle a essayé de lire avec l'œil droit, et elle affirme avoir encore mieux réussi que la première fois.

Le 29, M. le docteur Brugière, rue Boucherat, n. 19,

médecin ordinaire de la malade, l'a rencontrée dans la rue St-Louis, et lui a témoigné toute la surprise et la satisfaction qu'il éprouvait de la voir se conduisant seule, avec toute la hardiesse désirable. Ce confrère engagea sa cliente à suivre régulièrement un traitement duquel elle retirait un avantage si peu en harmonie avec les idées médicales.

Le 7 juin, M. Chevalier, opticien, Tour-de-l'Horloge, n. 1, observa les cataractes de notre malade; il les avait déjà vues le 7 mai dernier, et avait prié cette demoiselle de revenir dans un mois pour juger des effets de la méthode. Après un examen sévère, il déclare qu'il y avait une grande diminution, dans l'opacité des cristallins, mais qu'elle était plus remarquable dans le cristallin droit.

Du 8 au 24, diminution lente de l'opacité, amélioration progressive de la vue.

Le 25, M. le docteur Brugière, me fait une visite dans l'intention de prendre quelques notions sur la méthode que j'emploie pour guérir la cataracte.

Du 25 au 31, rien à noter.

Du 1er au 27 juillet, amélioration progressive.

Le 28, Mlle Calais, a lu avec l'œil droit seulement le feuilleton de la *Gazette médicale de Paris*, du même jour, qui contient la nécrologie du professeur Portal. Elle lit ensuite toujours avec le même œil et sans lunettes, une lettre qui vient de me parvenir dont l'écriture est très difficile, tant par la petitesse des lettres que par leur peu de régularité.

On se rappelle que la cécité de cet œil était à peu près complète quand nous commençâmes le traitement de Mlle Calais, et c'est la raison pour laquel e je m'attache plus particulièrement à décrire les modifications que la vision de cet œil éprouve.

La malade lit très bien avec les deux yeux, et alternativement avec l'un et l'autre, mais il faut que le papier soit placé à quatre pouces des yeux. Elle me dit qu'elle a toujours été myope, et que la portée de sa vue est la même qu'avant sa maladie.

Le 10 août, M. Chevalier, déjà cité, a encore observé les cataractes de notre intéressante malade, il reconnaît l'amélioration qui a eu lieu dans l'opacité; il pense que si la résorption suivait la marche qui lui est imprimée depuis sa dernière visite, elle serait entièrement guérie dans un mois ou cinq semaines.

Le 20 août, Mlle Calais lit couramment et sans hésitation la note des pages 524, 526 et 527 de la sixième lettre de M. le professeur Lallemand sur l'*encéphale*, elle lit de même l'annonce des spectacles dans le *Constitutionnel* du même jour. Je crois qu'il n'est pas possible d'essayer la vue sur des caractères plus fins, et plus mal imprimés qu'à cet endroit du *Constitutionnel*.

Le 14 septembre, Mlle Calais fait une visite à M. Chevalier, opticien, qui reconnaît la guérison des cataractes. On voit que M. Chevalier est un homme consciencieux qui se donne la peine d'observer avant de prononcer sur une méthode contre laquelle, le plus grand nombre des médecins se prononcent sans examen.

Nous terminerons cette observation par la lettre suivante :

Monsieur,

« Je m'empresse de vous adresser des félicitations sur
» l'excellence de votre méthode, c'est un des plus grands
» bienfaits dont l'art médical pût gratifier l'humanité souf-
» frante; la cure que vous avez faite sur ma tante tient presque
» du miracle; guérir la cataracte sans opérer était jusqu'à ce
» jour une chose inouie, j'ai refusé d'y ajouter foi jusqu'à
» l'évidence; mais quand j'ai vu ma tante lire sans lunettes le
» nom du directeur de la Monnaie au bas d'une pièce neuve
» j'ai dû me rendre; et je le fais avec d'autant plus de plaisir
» que je vous dois de reconnaissance; en effet en rendant la
» vue à ma tante, c'était m'accorder le plus grand bienfait
» possible, puisque vous assuriez par là le bien-être d'une
» parente qui m'est aussi chère que la vie.

» Recevez, Monsieur, l'expression de ma gratitude, et de
» l'entier dévouement que je ne cesserai jamais de professer
» pour vous. »

Bernard, pharmacien,
à Malesherbes.

Malesherbes, le 15 octobre 1832.

XXIe OBSERVATION. — M. EVRA (ARMAND-CHRYSOSTÔME), *ex-employé de l'octroi de Paris, rue des Coquilles, n° 2.*

(Cataracte complète à l'œil droit; amélioration de la vue. Commençante à l'œil gauche. Guérison.)

—

Le malade se présente à notre observation le 16 mai 1832, porteur du certificat ci-après :

« Nous soussigné, Jean-Auguste-Charles-Adolphe Libert, » docteur en médecine de la Faculté de Paris, y demeurant, » rue de la Verrerie, n° 40, certifions que nous avons visité » M. Evra (Armand-Chrysostôme), âgé de soixante ans, em- » ployé retraité de l'octroi de Paris, et que nous avons trouvé » une cataracte sur l'œil droit, qui empêche presque complè- » tement la vision de ce côté. L'œil gauche n'est encore que » légèrement affecté, cependant on voit facilement des traces » d'une cataracte commençante, ce qui finira par amener une » cécité complète.

Paris, ce 13 mai 1832.

A. LIBERT.

» Vu par nous, maire du septième arrondissement de Paris, » pour la légalisation de la signature de M. Libert, docteur » en médecine, apposée ci-dessus.

» Paris, 15 mai 1832. »

Voici l'état actuel du malade. Cécité complète de l'œil droit; cristallin couleur nacrée. On voit sur la pupille gauche un réseau de matière albumineuse inégalement placée, plus épaisse au centre qu'à la circonférence; le malade perçoit des imaginations qui simulent un cheveu ou des toiles d'araignées; quelquefois encore il croit voir de petits insectes noirs qui semblent se balancer dans la direction de la vue, et à cinq ou six pouces de distance. Evra lit le texte du *Constitutionnel*, mais après quelques minutes de cet exercice sa vue se trouble et les caractères semblent se décomposer.

Le 18 mai, Evra affirme avoir compté ses doigts ayant l'œil gauche fermé. Il dit qu'il voit mieux avec l'œil gauche, et que les imaginations sont moins incommodes. Il croit que sa vue est plus ferme et que ses yeux sont beaucoup moins sensibles à l'impression de la lumière.

Le 21, il dit que de la fenêtre de son logement, qui est au quatrième étage, il voit très-distinctement les poules qui sont dans la basse-cour du préfet de la Seine; il assure que depuis plus de trois mois il était dans l'impossibilité de distinguer ces animaux.

Le 27, ayant l'œil gauche fermé, Evra juge rapidement toutes les couleurs; la matière cataractante se divise surtout du côté du nez, etc.

Le 14 juin, il m'est impossible de découvrir la plus légère trace de la cataracte qui existait dans le cristallin gauche; la vue de cet œil est excellente; le malade lit pendant cinq ou six heures sans éprouver la moindre fatigue; la cataracte du cristallin droit reste stationnaire.

Le 21, Evra affirme que le matin, étant dans son lit, la vue de son œil droit lui sert à distinguer tous les meubles de sa chambre ; il croit qu'à la rigueur il pourrait se conduire avec le secours de cet œil.

Le 6 juillet, en présence de M. de Lagrenée, conseiller à la cour royale d'Amiens, et de mademoiselle Calais, Evra affirme que la vue de son œil gauche est meilleure qu'à aucune autre époque de sa vie, et qu'il pourrait au besoin se conduire avec le secours de son œil droit.

Le 8, M. Evra cesse son traitement ; il dit être forcé de faire un voyage pour un temps indéterminé.

XXIIe Observation. — Mlle MAGNY (Marguerite-Louise), *lingère, rue du Faubourg-Saint-Martin, n° 93.*

(Deux cataractes très avancées. Guérison.)

—

La malade, âgée de cinquante-quatre ans, d'une constitution nerveuse, se présente à mon observation avec deux cataractes lenticulaires, dont celle du cristallin gauche paraît plus avancée. Voici la copie littérale du certificat qu'elle me présente cejourd'hui 16 juin 1832.

« Je soussigné, docteur en médecine de la Faculté de Paris, » membre de l'Académie royale de médecine, certifie que » mademoiselle Magny (Marguerite-Louise), ouvrière en linge, » âgée de cinquante-quatre ans, demeurant rue du Faubourg-» Saint-Martin, n° 93, est atteinte de deux cataractes com-» mençantes, par suite desquelles la vue de mademoiselle » Magny se trouve déjà considérablement affaiblie, au point » qu'elle ne peut s'occuper de son état. Je certifie de plus que » mademoiselle Magny a un commencement de surdité très-» prononcée, en foi de quoi je lui ai délivré le présent; à » Paris, le 15 juin 1832.

HAMEL, d. m. p.

La malade peut lire les caractères imprimés quand elle ferme l'œil droit et qu'elle place le papier à trois pouces du gauche. Si elle essaie de lire avec les deux yeux, elle dit qu'un brouillard épais lui cache les lignes. La cornée de l'œil droit est rouge et douloureuse.

Le 20, l'érosion de la cornée opaque est moins intense, la douleur est beaucoup diminuée.

Le 24, la matière albumineuse est beaucoup moins épaisse dans les deux cristallins; la malade dit que sa vue est plus claire.

Le 30, les pupilles sont bien dilatées, la cataracte de l'œil droit est peu appréciable à mes sens; la malade affirme qu'elle peut lire sans fermer l'œil droit. Elle a repris ses occupations ordinaires.

Du 1er au 15 juillet, amélioration progressive.

Le 16 la malade demande une suspension de traitement pour travailler de son état à des choses pressées.

Le 22, elle revient à la visite, la cornée opaque de l'œil droit est légèrement teinte en rouge, la pupille est libre, luisante, bien dilatée. Il ne m'est pas possible de découvrir la plus légère trace de cataracte sur cet œil; la pupille de l'œil gauche est transparente dans ses deux tiers inférieurs, le tiers supérieur est encore recouvert d'une légère couche de matière grisâtre; la vue est bonne; la malade a travaillé à la couture, pendant la semaine dernière.

Le 30, la malade éprouve les premiers symptômes du choléra. Elle entre à l'hôpital..... où elle est morte le 4 août.

XXIIIe OBSERVATION. — M. LHERBETTE, *doyen des notaires de Paris.*

(Double cataracte. Amélioration de la vue.)

Ce malade, âgé de quatre-vingt-un ans, affirme sur l'honneur que dans une période de soixante ans, il n'a goûté que trois fois les douceurs du sommeil. Il ne crache jamais et ne se mouche que lorsqu'il est enrhumé du cerveau (coriza) ce qui lui arrive tous les neuf ou dix ans.

M. Lherbette a les yeux très-rouges dans la matinée, ce qui s'explique par les inquiétudes permanentes qu'il éprouve pendant la nuit. Malgré ces phénomènes insolites, M. Lherbette jouit d'une santé robuste et brillante.

L'œil droit est procident, cette hypertrophie fut diagnostiquée, il y a trois ans, par le docteur Marjolin, qui annonça des dispositions éloignées de cataracte sur les deux yeux, pronostic qui s'est réalisé.

M. Lherbette est affectée de deux cataractes lenticulaires qui se sont développées avec une lenteur désespérante. Dans l'état actuel, la cécité de l'œil droit est complète, il ne peut distinguer la plus vive lumière, le gauche voit les couleurs; le malade peut encore faire sa partie de cartes, mais il avoue qu'il est obligé de les étudier pour les reconnaître en les plaçant à deux ou trois travers de doigt de cet œil.

Depuis plus d'une année, M. Lherbette ne peut connaître les individus, il ne voit que des masses; la présence de la lumière l'importune beaucoup, pour en diminuer l'intensité il porte des bésicles et un chapeau à larges bords.

MM. Wenzel père et fils ont vu fréquemment le malade, ainsi que le docteur Pavet de Courteilles, dont il est l'ami. Cependant c'est M. de Magnitot, juge-de-paix du deuxième arrondissement, qui le décida à essayer ma méthode.

Consulté le 1er août 1832, ce n'est que le 6 du même mois que nous commençons le traitement.

Le 10, M. Lherbette reconnaît son frère ainsi que son domestique, il me voit pour la première fois, se regarde dans un miroir, et revoit ses traits.

Le 13, M. de Broé, son petit-gendre, avocat général à la cour de cassation, est frappé du changement qui s'est opéré dans les yeux du malade.

Le 14, M. Lherbette voit la lumière avec son œil droit.

Le 18, M. Lherbette a lu, sans lunettes, une lettre qu'il m'avait adressée, ainsi qu'une note en phrases coupées que je présente à son observation, en présence de Monsieur son frère et de son domestique.

Le 1er septembre j'ai lu cette observation à M. Lherbette, en présence de son frère; ils en ont l'un et l'autre reconnu l'exactitude.

Le 5, M. Lherbette a fait une promenade en voiture avc Monsieur son fils, il m'a dit avoir distingué le costume de promeneurs.

Du 6 au 27, nous avons été dans la nécessité de combattre une ophtalmie qui a retardé les résultats du traitement.

Le 30, madame de Morayge, nièce du malade, était présente à ma visite. Absente depuis six mois, cette dame a éprouvé le plus grand plaisir en voyant le changement survenu dans les yeux de son oncle; elle a été entièrement satisfaite de le voir lire, sans lunettes, une longue lettre qu'on lui remettait à l'instant.

Le 8, M. Lherbette a lu une lettre de trois grandes pages, que lui avait adressée M. de Broé, dont l'écriture est extrêmement fine et serrée.

Du 9 au 29, nous ne faisons aucune expérience.

Je remarque avec plaisir que la procidence de l'œil droit a

beaucoup diminué, et que les cristallins réfléchissent nettement mon image.

Le 30, M. Lherbette m'a dit avoir fait plusieurs parties de billard, et avoir désespéré son adversaire, auquel il en a gagné cinq de suite, dont une sans quitter la queue.

Le 6 novembre, M. Chevalier, opticien, a observé les cristallins de notre malade, et il lui a remis des lunettes à l'aide desquelles il a lu une grande partie de la *Gazette de France*.

Le 7, le malade m'a dit que madame la comtesse de Luynes l'avait complimenté sur la situation physique de ses yeux.

Le 14, après un examen sévère, à l'aide d'une bonne loupe, j'ai acquis la certitude que l'opacité du cristallin gauche avait diminué des trois quarts.

Le 24 novembre, M. Lherbette a respiré pendant toute la nuit l'odeur de l'essence de térébenthine, qui s'exhalait d'une pièce voisine dont on avait verni la boiserie. Il éprouva un malaise général; il dit que sa tête est pesante, que l'estomac est plein, que sa respiration est gênée, et qu'il lui semble que quelque chose tourne dans ses entrailles; enfin sa vue est nulle puisqu'il ne voit pas même mon costume de garde national.

Le 26, inquiétude causée par la diminution de la vue, qui est pourtant moins mauvaise que la veille, puisqu'elle lui a permis de lire un paragraphe de la *Gazette de France*.

Un phénomène que nous ne pouvons expliquer, c'est que M. Lherbette a été dans l'impossibilité de lire les paragraphes qui précédaient et ceux qui suivaient, quoiqu'ils fussent aussi bien imprimés et du même caractère.

Le 27, les mouvemens de l'iris sont très-peu prononcés, ce

qui explique la diminution de la vue, puisque ce signe est toujours précurseur de l'amaurose.

XXIVe Observation. — M. de LATOUR, *chevalier de l'ordre royal de la Légion-d'Honneur, propriétaire à Blois, actuellement à Paris, rue du Faubourg-St.-Denis, n°* 118.

(Deux cataractes très avancées; guérison.)

—

Le malade est âgé de cinquante-deux ans, d'une constitution sanguine, et porteur de deux cataractes lenticulaires, l'œil gauche atrophié par suite d'un coup de feu. La cataracte de ce cristallin est couleur de plâtre; celle de l'œil droit est gris-cendré.

Voici le rapport que me fait le malade : « J'ai perdu mon » œil gauche à la suite d'un coup de feu que je reçus en Es- » pagne en l'année 1808. En 1816, j'éprouvai les premiers » symptômes de la cataracte à l'œil droit. Je commençai par » voir les objets doubles et recouverts d'un voile léger, plus » tard, l'objet que j'observais était triple, de sorte que mon » œil faisait le même effet que le multipliant. Dans cette si- » tuation, je vins à Paris consulter le baron Wenzel, qui me

» dit que mon œil était cataracté, et qu'il fallait attendre la » cécité pour me faire opérer. La marche lente de cette ma- » ladie me donnait beaucoup d'inquiétudes, et cinq ans après » la consultation du baron Wenzel, je vins consulter le docteur » Gondret, dont la méthode m'effraya par les résultats qu'il me » dit lui-même qu'elle pouvait avoir.

» Je me résignai donc à attendre la cécité, mais vous voyez » qu'elle n'arrivera peut-être jamais, puisque je lis encore en » plaçant le papier à un travers de doigt de cet œil; depuis » plus de six ans je ne vois que des masses, il m'est impossible » de voir la physionomie de mes parens et de mes amis, ce » qui me fait beaucoup de peine. »

» Je dois ajouter que je me conduis seul, quoiqu'il me soit » impossible de distinguer les obstacles. Les couleurs me sont » inconnues, le rouge me semble orange, le bleu, le vert, etc., » sont noirs pour moi. »

C'est dans cet état que nous commençons le traitement ce-jourd'hui 7 juillet 1832.

M. Aubry, interne à l'hôpital de la Pitié, et compatriote du malade, a observé les cataractes, et il en suit la marche décroissante avec l'avidité d'un homme qui brûle du désir de s'assurer des résultats d'une méthode qui est encore tournée en ridicule par plusieurs doctes personnages.

Le 13 juillet, la nièce de M. Latour me fait observer que le cristallin réfléchit beaucoup mieux que les jours précédens.

Le 16, M. Aubry reconnaît que la cataracte a subi une modification.

Le 19, M. de Latour a vu triple le morceau de nacre qui

orne la pomme de sa canne, il pense que sa cataracte suit une marche rétrograde.

Le 21, le malade a bien jugé la couleur de son pantalon qui est d'un noir mal teint, il a établi la différence entre la couleur de sa guêtre noire et son habit bleu de roi.

Le 5 août, le malade affirme qu'il distingue très bien les plis des rideaux de son lit, répétées par une glace, ce qu'il ne pouvait voir il y a trois ou quatre jours.

Le 7, en présence de madame de La Jonquière, sa sœur, et de madame Portier, sa nièce, M. de Latour a lu sans hésitation, et à deux pouces de son nez, l'article *Allemagne* de la première colonne de la *Gazette médicale de Paris*, tom. III, n° 68. Il nous dit que lors de son arrivée à Paris, il avait vu une petite caisse dans le jardin dont il ne pouvait connaître la forme et qu'il ne voulut point s'en assurer par le tact, la réservant pour juger l'amélioration de sa vue. Il a donc aujourd'hui vu cette caisse qu'il a dit être carrée. Enfin il distingue si bien, qu'il a remarqué que ma barbe était faite de la veille. Madame sa sœur et sa nièce sont enchantées de cette amélioration.

Le 11, madame de la Jonquière m'a dit que le malade avait distingué une très-petite tache sur son pantalon gris, ce qui est difficile même aux personnes qui jouissent de l'intégrité de la vue.

Le 18, M. de Latour affirme avoir lu un journal avec beaucoup de facilité, il dit que le foyer visuel s'est beaucoup élargi et allongé, ce qui lui donne la facilité de voir plusieurs mots de suite; il me rappelle que lorsqu'il se confia à mes soins, il était forcé de placer le papier sur son œil et de lire en décomposant les mots à cause de l'étroitesse du foyer de sa vue.

Le 19, M. Latour essaie sa vue avec des lunettes qui depuis six ans étaient inutiles ; avec leur secours il voit très bien le clocher de l'église Saint-Laurent, ainsi que le pan d'un mur très élevé, enfin le tuyau et la gueule-de-loup d'une cheminée placée à une grande distance. Il distingue une dame assise dans le jardin, ainsi qu'une chaise de paille placée dans une allée, etc. Cette expérience prouve au malade et à sa famille que la cataracte est maintenant dans l'état où elle était il y a six ans. Je m'abstiens de retracer toutes les choses flatteuses que cette famille reconnaissante s'empresse de m'exprimer. Il faut sentir comme elle pour comprendre le bonheur qu'elle éprouve.

Le 21, M. de Latour affirme qu'il distingue très-bien les colonnes qui supportent le dôme de l'église Saint-Laurent. Il voit aussi et peut compter les pavés de la cour de son hôtel, étant placé à la croisée de sa chambre qui est au second étage. Il lit couramment en plaçant le papier à six pouces de son œil, quand il se sert des lunettes indiquées dans l'article précédent.

Le 31, des affaires de la plus haute importance obligent le malade d'interrompre son traitement pendant un mois ou six semaines. Il part ce soir pour Blois.

Le 2 septembre, madame Portier m'écrit que son oncle fait chaque jour de nouvelles découvertes, et qu'en passant à Orléans il lisait toutes les enseignes, etc.

Le 9, madame Portier m'écrit que les yeux de son oncle vont à merveille, qu'il fait chaque jour de nouvelles découvertes, qu'il jouit maintenant de l'aspect d'une campagne qu'il ne connaissait pas, quoiqu'il en fut propriétaire depuis longtems, elle ajoute qu'il vit hier sans lunettes la girouette de sa maison, qui est très élevée, et qu'avec ses lunettes il a très bien vu le clocher du village qui est à un quart de lieue. Enfin, elle me dit que l'arrivée de son oncle a fait grand bruit à Blois, que toutes les personnes de sa connaissance sont venues le complimenter sur l'heureux changement qui s'est opéré dans sa vue, et que toutes sont en extase, etc. C'est M. le docteur Génet qui a bien voulu prendre la peine de m'apporter cette lettre qui lui était parvenue sous enveloppe.

Le 20, Je reçois une lettre de madame de La Jonquière, qui me dit, entre mille choses obligeantes, que la vue de Monsieur son frère s'améliore tous les jours, et que je serai vraiment content de ses yeux quand il reviendra à Paris pour terminer son traitement.

Le 3 octobre, je reçois une lettre de M. de Latour, datée du 30 septembre, de laquelle j'extrais le paragraphe suivant :

« Comment vous peindre les sensations nouvelles que j'é-
» prouve; mon horizon était au bout de mes doigts, il est
» maintenant à une demi-lieue; le paysage de la campagne
» que j'habite depuis deux ans m'était inconnu, je distingue
» maintenant les arbres qui animent cette belle nature qui
» ne me laissait que des regrets. Que d'actions de grâces ne
» rend-t-on pas au Créateur, qui nous fait jouir des belles
» merveilles de la création, et que ne doit-on pas à celui qui
» est devenu pour nous une seconde Providence. »

Le 26, M. Latour me fait une visite. Il est si content de sa vue qu'il croit ne plus avoir besoin de mes soins.

Paris, 20 janvier 1833.

Mon cher Confrère,

« Je ne puis m'empêcher de vous témoigner mon admiration pour l'heureuse découverte que vous avez faite; je le fais avec d'autant plus de plaisir et d'empressement, que j'ai révoqué en doute, pendant long-tems, l'efficacité de vos moyens thérapeutiques contre la cataracte. Je suis en général assez difficile à convaincre, et vous avouerez, mon cher confrère, que dans cette circonstance mon incrédulité était bien naturelle : *Guérir la cataracte sans opération chirurgicale*, voilà assurément une prétention bien singulière dans l'état actuel de nos connaissances. J'avoue cependant qu'après les observations dont vous m'avez rendu témoin, et en particulier celle de M. de Latour, que je connais en quelque sorte depuis que j'existe, ainsi que sa sœur, madame de la Jonquière, votre méthode a entraîné ma conviction; la maladie durait depuis si long-tems, et elle a disparu si vite sous l'influence de votre traitement, qu'il n'y avait plus moyen de continuer l'opposition que j'avais faite jusqu'alors contre vous. Je connaissais déjà, il est vrai, le fait relatif à mademoiselle Calais, mais je voulais plus d'une preuve pour donner mon adhésion. Ces nouvelles preuves je les ai acquises, et je vous avoue sincèrement que je ne balancerais pas à me soumettre moi-même à votre médication, si je venais à être un jour affecté de *cataracte*.

« Agréez, mon cher docteur, l'expression bien sincère des sentimens que j'ai pour vous. Vous avez conquis mon admiration, je vous demande en retour votre estime. »

AUBRY, d.-m.-p.

XXVe OBSERVATION. — Mme CHAPUSOT, *rue du Monceau, au Marais*, n° 9.

(Cataracte complète à l'œil gauche; amélioration. — Cataracte capsulaire à l'œil droit; guérison.)

La malade, âgée de cinquante-cinq ans, valétudinaire, se présente à mon observation avec deux cataractes lenticulaires. La cécité de l'œil gauche est complète depuis un an; l'œil droit présente un réseau de matière albumineuse qui masque toute la pupille; cependant madame Chapusot peut encore lire pendant quelques minutes le texte du *Constitutionnel*. Il y a six mois que cette maladie fut diagnostiquée par M. le baron Larrey, médecin ordinaire de la malade, qui fit placer deux cautères aux parties latérales et postérieures du cou, et un troisième à la jambe gauche; il prescrivit en même temps l'usage d'un sirop dépuratif, qui fut continué jusqu'à ce jour.

Malgré l'emploi de ces moyens héroïques, la cataracte fait des progrès assez rapides, puisque la malade affirme que sa vue baisse tous les jours, de telle sorte que la semaine dernière elle pouvait encore lire pendant une heure, et que, cejourd'hui 3 septembre 1832, elle est dans l'impossibilité de continuer cet exercice pendant dix minutes. La cataracte du cristallin gauche présente trois facettes de couleurs différentes; la plus grande, placée à la partie interne est gris cendré, les deux autres ont une teinte moins terne. Cet œil distingue le jour des ténèbres.

Le 6 septembre, madame Chapusot distingue fort bien toutes les couleurs ayant l'œil droit fermé.

Le 7, elle voit mes mains et compte mes doigts; elle affirme voir mes traits, et elle me le prouve en posant l'index sur mes yeux, mon nez et ma bouche.

Le 8, madame Chapusot me rend compte des découvertes qu'elle a faites à l'aide de son œil gauche. D'abord elle a parfaitement jugé les différentes parties du costume de sa demoiselle, ensuite elle a vu tous les meubles placés dans son appartement; enfin elle a bien établi la différence entre une porte ouverte et une autre qui était fermée, etc., etc.

Cette série d'observations dispose la malade à faire part de son traitement à M. Larrey, qui lui avait rigoureusement défendu d'employer d'autres moyens que ceux qu'il lui avait indiqués.

Il faut remarquer que nous n'avons rien promis pour l'œil droit, vu le degré d'intensité de la cataracte.

Le 13, la malade affirme avoir lu pendant plus d'une demi-heure sans éprouver de fatigue, et d'avoir enfilé plusieurs aiguilles fines avec la plus grande facilité. Elle me fait observer que ses paupières s'élèvent et s'abaissent comme dans l'état normal, et qu'elle supporte impunément l'action de la plus vive lumière.

Le 15, madame Chapusot a fait une visite à son médecin, qui a témoigné la plus grande surprise en voyant le changement qui s'est opéré dans la situation de ses cataractes. La malade ne lui a pas dit qu'elle suivait un nouveau traitement auquel elle devait l'amélioration de l'état de sa vue. Nous l'avons fortement engagé à prévenir ce très estimable confrère, pour ne pas l'entretenir plus long-tems dans une erreur qui pourrait devenir préjudiciable aux cataractés qui lui demanderaient conseil, puisque M. Larrey devait nécessairement attribuer à son traitement le changement favorable survenu dans la vue de madame Chapusot.

Le 27, en présence de M. le docteur Broc qui, le 14 du même mois, avait observé l'état des cristallins, madame Chapusot affirme qu'hier, en sortant du pansement, elle avait parfaitement lu tous les mots des cartes géographiques. Elle nous dit encore qu'elle enfile les aiguilles les plus fines avec toute la facilité désirable. Enfin, elle lit en notre présence les articles Bourse et Spectacles du *Constitutionnel*. Le docteur Broc engagea fortement cette dame à faire part à M. le baron Larrey de ce résultat de ma méthode.

Le 2 octobre, le fils de la malade, pharmacien et étudiant en médecine, nous avoue qu'il avait employé tous ses efforts pour détourner sa mère de l'emploi de ma méthode, mais qu'aujourd'hui il est heureux de n'avoir pas eu assez d'influence, puisqu'il affirme que la vue de sa mère est maintenant meilleure qu'avant le développement de la cataracte à l'œil gauche.

Il me rappelle que le 18 septembre, Madame sa mère avait distingué à une lieue de distance, un clocher que les personnes qui se trouvaient dans la même voiture n'aperçurent qu'à une distance plus rapprochée.

Du 3 au 14, madame Chapusot est inexacte.

Le 15, elle cesse son traitement.

XXVIe Observation. — M. DENNY (Maynard).

(Cataracte très avancée à l'œil droit ; grande amélioration de la vue.)

—

M. Barry Denny, ministre protestant à Tralée (Irlande), présente à mon observation quatre de ses enfans, venus au monde avec des cataractes congéniales. Voici l'histoire de cette famille, relatée par M. Roberts, pharmacien anglais, rue de la Paix, n° 23, qui sert d'interprète aux parens.

« Nous avons eu huit enfans ; deux sont nés avec des yeux » excellens, l'un à Duncastre, l'autre à Cork, Irlande. Les six

» qui ont pris naissance à ma maison de Tralée sont sortis du » sein de la mère avec des cataractes doubles, excepté mon » fils aîné, qui n'avait que l'œil gauche cataracté. Il me reste » quatre de ces malheureux enfans, deux garçons et deux de- » moiselles; le docteur Alexandre, de Londres, les a tous opé- » rés plusieurs fois. »

Pour procéder par ordre d'âge, nous commencerons par M. Maynard Denny, âgé de dix-neuf ans, qui a été opéré de la cataracte à l'œil gauche, à l'âge de cinq ans; cette opération, pratiquée par abaissement, a été inutile, quoiqu'elle ait été très-bien faite et n'ait été suivie d'aucun accident; la pupille de cet œil est large à un demi-jour, étroite à une lumière un peu plus active; la dilatation et le resserrement de l'iris impriment un mouvement ondulatoire à l'humeur aqueuse, qui se prolonge long-temps après celui de la membrane; le cristallin est entièrement résorbé, la prunelle est, comme les humeurs et les membranes de cet œil, extrêmement claire. La pupille de l'œil droit est opaque dans les dix douzièmes de son étendue. Il existe un point transparent vers la partie moyenne inférieure qui donne passage à quelques rayons de lumière, et produisent assez de moyens pour que le malade puisse lire les caractères les plus fins, et distinguer les objets à une grande distance. Pour parvenir à ce résultat, on a judicieusement inventé un instrument convexe-concave, au milieu duquel on a pratiqué une ouverture d'une ligne de diamètre, qui, en isolant les rayons lumineux, donne au malade la faculté de voir les points sur lesquels il dirige sa vue (cet instrument se nomme *louchette*). Le malade ne peut se conduire seul parce qu'il ne peut voir ce qui se passe à ses côtés ; ses yeux ne peuvent supporter l'impression du grand jour, qui le force de clore presque entièrement les paupières.

Observons en outre que M. Maynard, est dans l'impossibilité de connaître l'heure sur le cadran d'une pendule.

L'œil gauche ne peut distinguer ni les couleurs, ni les plus gros objets. Cependant il distingue le jour des ténèbres.

C'est dans cet état que nous commençons l'emploi de notre méthode, cejourd'hui 8 septembre 1832.

Le 14, le malade n'est plus forcé de cligner les paupières pour isoler les rayons lumineux ; il regarde fixément du côté où est mon jardin, affirmant qu'il voit bien les plantes et les arbustes ; à quatre pas de distance il voit parfaitement l'heure sur le cadran doré d'une pendule placée sur la cheminée de mon salon. Après le pansement il part sans rien dire, et il était déjà rendu chez lui quand son père s'aperçut de son absence et ordonna à son frère de courir après lui pour lui offrir son assistance.

Le 17, le malade est venu seul au pansement.

Le 21, la mère du malade nous dit qu'il voyait beaucoup mieux de l'œil gauche, puisqu'hier il avait déjà pu se conduire dans leur appartement ayant l'œil droit fermé. M. Maynard est si content du service que lui rendent ses yeux, qu'il veut aller lui-même en faire part au docteur Roberts.

Le 28, M. le docteur Macartan, membre de l'Académie de médecine, chevalier de la légion-d'honneur, a eu la bonté d'observer tous les cataractés de cette famille. Il les a tous interrogés dans leur langue, et il s'est convaincu de la grande amélioration qu'ils avaient obtenue dans la situation de leur vue. M. Maynard lui fait une confidence qu'il ne m'avait point encore faite, en lui montrant une consultation du professeur Roux, dans laquelle ce médecin dit qu'il ne peut fixer l'époque où l'opération sera absolument nécessaire, mais qu'en attendant, tous les moyens qu'on mettrait en usage, soit pour activer, soit pour ralentir la marche de cette maladie, seraient également inutiles. Le même jour, dans l'après-midi, le docteur Roberts a constaté la grande diminution de l'opacité du cristallin et l'amélioration de la vue de ce malade.

Le 2 octobre, M. Denny père affirme que son fils voit beaucoup mieux et qu'il peut se promener au soleil sans cligner les paupières; il affirme en outre que la vision de l'œil gauche s'est sensiblement améliorée. Cette remarque m'engage à brûler un cylindre de moxa sur la bosse nazale, pour réveiller la sensibilité du nerf optique.

Le 3, le malade voit l'heure à ma montre, dont les aiguilles sont très-fines et le cadran doré, et il voit à quatre pieds de distance.

Le 19, M. Denny père m'a dit être très-content de la situation actuelle de tous ses jeunes malades.

Le 31, M. Denny me fait dire par sa demoiselle que lors de sa dernière promenade au Jardin-des-Plantes, il s'était assuré que, sans lunettes, son fils distinguait les objets à une grande distance, et à l'œil nu, quoique le soleil fût très-ardent; puis il ajoute qu'avant le traitement ce jeune homme était dans l'impossibilité de voir ses pieds, et que durant cette promenade il avait très-bien vu que le cordon de son soulier s'était détaché.

Pendant le mois de novembre, amélioration graduée. Nous noterons cependant que l'opacité du cristallin n'est point entièrement détruite, quoique le malade et sa famille soit en satisfaits de la situation de sa vue.

Le 15 décembre, M. Maynard part pour Londres, où il va reprendre les études que son infirmité l'avait forcé d'abandonner.

XXVII. Observation. — Mlle DENNY (Jeanne), *sœur de M. Maynard.*

(Cataracte secondaire à l'œil droit; le gauche est entièrement perdu après avoir été plusieurs fois opéré.)

Cette demoiselle est âgée de 14 ans, d'une constitution nerveuse, fut opérée de deux cataractes congéniales à l'âge de deux ans et demi. L'œil gauche est entièrement perdu. Sur la cornée transparente existe une taie de la grandeur d'une pastille de menthe. L'œil droit conserve la faculté de lire pendant quelques instants; la partie latérale externe de la pupille est masquée d'un fragment de matière albumineuse du centre de laquelle partent plusieurs stries blanchâtres qui vont se perdre au milieu de cette ouverture. Le père de la jeune malade nous dit que M. Alexandre avait cru que c'était une portion de la capsule cristalline. Nous pensons que cette matière albumineuse n'est autre chose qu'une portion du cristallin, et que les ramifications qui s'étendent vers le centre de la pupille sont le noyau autour duquel une cataracte secondaire se serait infailliblement formée, quoi qu'il en soit la jeune personne a l'œil extrêmement sensible à l'impression de la lumière, cependant elle aime à voir les objets dans leur état naturel, et elle se sert rarement de lunettes à cataracte.

Le 9 septembre, nous commençons le traitement.

Le 17, Mlle Denny affirme que sa vue s'est beaucoup améliorée puisqu'elle lit plus long-temps et à une plus grande distance qu'avant le traitement. Madame sa mère confirme cette déposition.

Le 21, madame Denny, nous dit qu'elle est heureuse du changement qui s'est opéré dans la vision de sa fille et dans l'expression de sa physionomie, puisqu'elle peut maintenant regarder les objets sans être obligée de cligner les paupières. En vérité, on se ferait difficilement une juste idée du changement qui s'est opéré dans la physionomie de cette jeune personne.

Le 3 octobre, M. Denny père me fait dire par la malade qu'il reconnaissait la grande diminution de la taie de l'œil gauche ainsi que celle de la cataracte de l'œil droit.

Le 19, M. Denny père constate la grande amélioration

obtenue dans la vision de sa fille, ainsi que la diminution très remarquable de la taie et de la cataracte.

Le 15 novembre, M. Denny père nous dit être très satisfait de la situation de sa fille, ainsi que de celle de tous ses autres enfans.

Le 15 décembre, il reste encore une légère fraction de matière albumineuse dans la pupille droite. La taie et la cataracte ont diminué des trois quarts ; la vue est excellente. Mlle Denny part pour Londres, et nous espérons que ce qui reste de matière hétérogène sera promptement résorbé.

XXVIII. Observation. — M. DENNY (Arthur.)

(Deux cataractes secondaires. Guérison de celle de l'œil gauche. Amélioration de celle du droit.)

—

Le malade est âgé de 9 ans, d'une constitution nerveuse, fut opéré de deux cataractes congéniales à l'âge de cinq ans. Les cristallins ayant repris leur place, l'opération a été pratiquée trois fois. Dans l'état actuel, il existe deux cataractes secondaires. On croirait que les cristallins ont été perforés à leur centre, et que le pourtour n'a pas été atteint par l'instrument.

Le 9 septembre nous commençons le traitement. Arthur se conduit seul avec assez de hardiesse ; il connaît les cartes en les plaçant à deux travers de doigt de l'œil droit. Il est à remarquer que l'œil gauche paraît moins opaque, et que malgré ce phénomène il voit bien moins que de l'autre.

Les yeux de cet enfant sont dans un état d'agitation continuel.

Le 18 septembre, en présence de madame sa mère, le jeune malade nomme toutes les lettres composant les mots ci-après : *Deleul, constructeur d'instrumens de physique*, imprimés dans les annonces de la *Gazette Médicale*, en caractères six fois plus petits que le titre du *Constitutionnel*, qu'il fut dans l'impossibilité de distinguer lors de notre première visite. La mobilité insolite des yeux est beaucoup moindre.

Le 21 septembre, la mère du malade dit qu'il voit beaucoup mieux, et que sa vue a une plus grande portée. En effet, nous lui présentons à trois pieds de distance plusieurs cartes qu'il nomme de suite.

Le 3 octobre, en présence de son père, le jeune malade nomme toutes les cartes à six pieds de distance.

Le 19, nous récidivons l'expérience précitée en présence de madame Verelst, rue Taitbout, n° 25. Elle a eu le même résultat.

Le 30 octobre, le père me dit que la vue de son enfant s'améliore de jour en jour, et qu'il a remarqué que ladite amélioration de la vue suivait la marche décroissante de l'opacité.

Pendant le mois de novembre, amélioration progressive. Du 1er au 15 décembre la vue est bonne ; le malade nomme sans hésitation les plus petites capitales.

L'opacité de l'œil droit a diminué des trois quarts, le gauche est entièrement guéri ; le malade reste à Paris pour terminer son traitement.

XXIXe Observation. — Mlle DENNY (Héléna.)

(Deux cataractes secondaires. Amélioration de la vue.)

La malade est âgée de six ans, d'une constitution nerveuse, fut opérée de deux cataractes lenticulaires congéniales à l'âge de trois ans. Elle supporta deux fois cette opération, parce que les cristallins avaient repris leur situation primitive. Les deux pupilles sont opaques dans les dix douzièmes de leur étendue. L'enfant juge les couleurs ; elle connaît les cartes quand on les place à deux travers de doigt de ses yeux. Les globes ont une mobilité insolite ; ils sont alternativement dirigés de haut en bas de droite à gauche ; c'est un mouvement perpétuel. Les mouvemens de l'iris sont moins prononcés que chez les autres malades de la même famille. Les paupières sont presque jointes ; il y a un clignotement continuel.

Le 9 septembre 1832, nous commençons le traitement. Les cataractes ont une couleur gris cendré.

Le 16, la couleur des cataractes est moins terne, les pupilles sont plus larges. Il nous sera difficile de connaître l'amélioration de la vue de cette enfant, parce que son infirmité permanente l'ayant empêchée d'apprendre à lire, nous ne pouvons pas établir de comparaison.

Le 20, madame Denny nous dit que son enfant voit beaucoup mieux ; nous nous en assurons en lui présentant plusieurs cartes qu'elle nomme à un pied de distance.

Le 3 octobre, M. Denny nous dit avoir constaté la diminution de l'opacité des deux cataractes, et l'amélioration de la vue de cette enfant qui peut maintenant faire sa partie de cartes le soir à la lumière et avec facilité.

Le 25 octobre, Mlle Jeane, sa sœur aînée, nous dit qu'une dame de leurs amies qui ne les avait pas vues depuis 15 jours, a été frappée d'étonnement en voyant la diminution des cataractes et la grande amélioration de la vue de toute cette famille.

Le 25 novembre, M. Denny père était présent à la visite, il nous dit être satisfait de la situation actuelle de tous ses enfans.

Du 25 novembre au 15 décembre, amélioration progressive.

La jeune malade continue son traitement. M. le docteur Macartan, membre de l'Académie de médecine et chevalier de la Légion-d'Honneur, a observé nos quatre malades le 12 décembre 1832.

Nous terminerons l'histoire de cette intéressante famille par la lettre ci-après.

12 décembre 1832.

« Mon cher Confrère,

» Je m'empresse de vous féliciter des succès dont j'ai été témoin auprès des jeunes Anglais dont j'ai eu occasion d'examiner les yeux au commencement et à la fin de votre traitement. Je ne puis mieux vous prouver ma confiance qu'en vous adressant les cataractés que je rencontrerai dans ma pratique.

» Agréez, je vous prie, etc.

» Macartan. »

XXXe Observation. — M. HUBERT, *peintre-vitrier, petite rue Sainte-Anne, n° 2.*

(Cataracte complète avec complication d'ophtalmie et ulcération de la cornée. Guérison des complications. Amélioration de la cataracte.)

—

Le malade, âgé de trente-deux ans, d'une constitution sanguine se présente à mon observation le 10 septembre 1832, dans l'état ci-après indiqué : Ophtalmie très-intense, ulcère de la cornée, cataracte complète, couleur gris-cendré ;

douleur vive dans l'œil et ses parties ambiantes. Cet appareil de phénomènes morbides est la suite d'un éclat de bois que le malade reçut dans l'œil il y a huit jours. Le docteur Montazeau, qui donna les premiers soins au malade, s'est obstinément refusé à constater son état actuel. M. le docteur Hatin, médecin du bureau de charité, chirurgien du troisième bataillon de la neuvième légion de la garde nationale, a eu l'obligeance de constater par écrit l'existence de ces divers phénomènes.

Le 20, l'ophtalmie est entièrement guérie, l'ulcère de la cornée a diminué de moitié, le malade n'est plus obligé de couvrir son œil, qui supporte impunément le contact de la plus vive lumière. Hubert ne peut distinguer mes doigts, il ne connaît point les couleurs.

Le 28, l'ulcère paraît plus circonscrit et moins profond; l'opacité du cristallin a diminué d'une manière appréciable, même pour les personnes étrangères à l'art de guérir.

Le 29, Hubert connaît les couleurs ainsi que les cartes, il nomme l'*l* et l'*o* du titre du *Constitutionnel*.

Le 30, nous cautérisons l'ulcère avec le nitrate d'argent fondu.

Le lendemain, l'œil est rouge et douloureux.

Le 3 octobre, l'ophtalmie a cédé aux lotions émollientes; l'escarre s'est détachée; l'ulcère paraît moins profond et moins large.

Le 18, l'opacité du cristallin a beaucoup diminué; cependant la vue ne s'améliore pas, ce qui nous fait craindre une lésion de la rétine.

Du 19 au 31, amélioration progressive de la vue, Hubert peut lire la seconde ligne du *Constitutionnel*.

Le 18 novembre, nous présentons ce malade à l'examen du docteur Hatin. Ce médecin constate la guérison de l'ophtalmie ainsi que la grande amélioration de l'ulcère de la cornée, mais il ne peut se prononcer sur la diminution de l'opacité du cristallin, qu'il n'avait observé que lorsque l'œil était dans un état d'inflammation extrêmement intense.

Du 19 au 30, légère amélioration de la vue.

Le 16 décembre, en présence de M. de Lacour, homme de lettres, le malade a nommé toutes les cartes que nous lui avons présentées, et il nous a dit que depuis quelques jours sa vue paraissait s'améliorer.

Le 25, il prend un congé indéterminé.

XXXIe Observation. — Mlle Louise LYONS, *gouvernante de M. Pfeffinger, rue Bizet, n° 6, aux Champs-Elysées.*

(Deux cataractes lenticulaires peu avancées. Guérison.)

La malade, âgée de soixante-trois ans, se présente à ma visite avec deux cataractes lenticulaires. Elle voit moins bien de l'œil gauche que du droit ; elle dit que sa vue baisse tous les jours, et qu'il lui est impossible de lire le soir à la lumière ;

les pupilles ont une couleur gris-cendré. M. L'héritier, interne à l'hôpital Saint-Louis, a constaté l'existence de cette maladie, le 21 septembre 1832.

Il y a déjà quelque temps que M. Chevallier, opticien, avait reconnu l'existence de ces cataractes.

Le 31, Louise affirme que sa vue est plus ferme, qu'elle peut lire et enfiler les aiguilles les plus fines le soir, à la lumière. La couleur des pupilles est bleu céleste.

Le 1er octobre, la malade dit être très-contente du service que lui rendent ses yeux.

Pendant le mois d'octobre, amélioration progressive.

Pendant le mois de novembre, la vue est bonne; la malade se plaint d'une abondante secrétion de larmes dans l'œil gauche; du reste elle lit avec la plus grande facilité. Nous n'apercevons plus d'opacité dans les pupilles, et nous cessons le traitement.

XXXIIe Observation. — M. de CUY, *propriétaire à Bar-sur-Aube.*

(Cataracte très avancée à l'œil droit. Guérison. Taie chronique à l'œil gauche. Amélioration.)

Le malade, âgé de cinquante-six ans, d'une constitution sanguine, se présente à mon observation avec une large taie qui couvre les dix douzièmes de la pupille, en partant de la partie externe de la sclérotique. Cette taie, survenue après une ophtalmie des plus intenses, existe depuis quatorze ans; elle a résisté à toutes les méthodes employées pour la combattre. L'œil droit est cataracté depuis trois mois environ, le cristallin est gris sale, le malade ne peut lire les plus grosses capitales, il ne peut reconnaître les individus, il marche avec la plus grande timidité. M. le docteur Dupré, médecin ordinaire du malade, a constaté son état actuel.

Le 21 septembre, nous commençons le traitement. M. Rossignol, avocat à la cour royale de Paris, parent et ami du malade, était présent à notre première visite. Pour nous assurer de l'état de sa vue, nous lui présentons l'intitulé de la Sainte-Bible; après un examen de quelques minutes, pendant lesquelles il prend toutes les positions, il nous dit qu'il voit bien que c'est un dictionnaire duquel il ne peut pas dire le titre.

Le même jour, M. Chevallier, opticien, Tour-de-l'Horloge, n° 1, observa les cristallins de ce malade en présence de M. Rossignol, déjà cité.

Le 27, M. le docteur Broc observa les cataractes de ce malade, qui lui affirma que sa vue était beaucoup meilleure, puisqu'il se conduisait avec plus de hardiesse.

Le 29, M. de Cuy vint à la visite accompagné de M. Louet, juge au tribunal de Bar, devant lequel il a lu les six premières lignes de l'intitulé de la Sainte-Bible. En sortant du pansement, ces deux Messieurs firent une visite à M. Chevallier, qui déclara que l'opacité du cristallin était beaucoup moindre.

Le 5 octobre, M. de Cuy a lu mon adresse, écrite à la main sur une carte. Il dit qu'il voit les objets à plus de cent pas de distance, et qu'il lit parfaitement les enseignes d'un côté du boulevard à l'autre.

Le 17, M. de Cuy a lu le paragraphe de la sixième colonne du *Constitutionnel,* qui rapporte l'opinion du *Journal des Débats* sur le ministre de l'intérieur.

Le 19, M. Chevallier observa le malade pour la troisième fois. Il lui dit que sa cataracte serait sans doute guérie dans douze ou quinze jours, et que la taie de l'œil gauche avait diminué de moitié.

Le 26, M. Lhéritier, interne à l'hopital Saint-Louis, était présent à la visite, le malade nous dit avoir lu une longue lettre, de laquelle, huit jours avant, il n'avait pu connaître un seul mot.

Le 27, M. le docteur Macartan, chevalier de la légion-d'honneur, membre de l'académie de médecine, eut la bonté d'observer le malade. Après un sérieux examen, il lui assura que l'opacité était peu appréciable, et qu'il serait bientôt guéri. M. de Cuy lut en notre présence, et sans lunettes, plusieurs lignes d'un prospectus de M. Chevallier.

Le 29, M. Chevallier observa notre malade pour la quatrième fois, il reconnut la guérison de la cataracte, et il lui remit des lunettes à l'aide desquelles il nous dit avoir lu les trois premières colonnes du *Constitutionnel.*

Le 3 novembre, M. de Cuy a lu deux longues lettres avec toute la facilité désirable. Il dit que long-temps avant sa maladie il éprouvait la plus grande difficulté à lire la même écriture, dont l'auteur emploie une encre blanche.

Le 8, M. de Cuy vient à la visite accompagné de M. Rossignol, son parent, qui croit voir encore un très léger nuage sur la pupille droite. J'engage ces Messieurs à prendre une consultation de l'un de nos plus célèbres chirurgiens, pour savoir lequel de nous était dans l'erreur.

Le malade désirant avoir copie de la présente observation, nous la confions à M. Rossignol, qui se charge de ce travail.

Le 10, M. de Cuy me présente la copie de cette observation, au bas de laquelle M. Rossignol a écrit ce qui suit : « Enfin, le 10 novembre, accompagné de M. Rossignol, déjà » nommé, M. de Cuy se rend chez M. Dupuytren, et après » une conférence dans laquelle cet homme célèbre a examiné » avec le plus grand soin l'état des yeux, loin de reconnaître » l'existence ou les traces les plus légères de *cataracte*, il dé- » clare que les cristallins sont d'une extrême transparence, » et que rien, c'est-à-dire aucun nuage, aucun obstacle phy- » sique ne peut gêner la vue du malade. »

XXXIIIe Observation. — M. PEUCH, *rue Neuve-Saint-Marc, n° 4.*

(Cataracte complète à l'œil gauche. Légère modification. Cataracte moins avancée à l'œil droit. Guérison.)

—

Le malade est âgé de quarante-huit ans, d'une constitution nerveuse, affecté d'une cataracte mûre à l'œil gauche; cécité complète depuis huit ans. Le cristallin, d'une couleur azurée, réfléchit dans toute sa surface comme un miroir recouvert d'une épaisse couche de matière gypseuse.

La cataracte est commençante. Sur le cristallin droit on voit une couche de matière grisâtre, quand on l'observe dans l'axe horizontal. Le malade éprouve des imaginations qui simulent de petits moucherons noirs, qui semblent voltiger dans l'air à douze ou quinze pouces de cet œil. Il croit voir un point noir qui vient se placer sous sa plume quand il écrit ou qu'il calcule. Depuis quelques mois M. Puech éprouve un besoin irrésistible de reposer sa vue quand il travaille à la comptabilité du ministère des finances, où il est employé depuis vingt-sept ans.

M. Puech nous est recommandé par notre confrère le docteur Bouchet-du-Gua. Il a été observé par M. le docteur Damiron, médecin à l'hôpital du Val-de-Grâce, ainsi que par le docteur Borel, son médecin ordinaire, enfin par le docteur Goupil.

Le 1er septembre 1831, nous commençons le traitement.

Le 3, M. Puech dit qu'en fixant la chandelle il a vu un petit médaillon de forme circulaire et parsemé de petites perles extrêmement luisantes. Cette imagination peut être attribuée à l'opacité partielle du cristallin, de sa membrane ou du corps vitré.

Le 7, M. Puech croit que sa vue est moins fatiguée, il dit avoir travaillé plus long-tems sans être obligé de s'interrompre pour prendre un repos nécessaire avant le traitement, il croit aussi n'avoir point éprouvé le resserrement spasmodique auquel l'œil gauche était en proie quand il n'obéissait pas aux avertissemens de l'instinct, qui exigeait le repos après une courte application. Le malade n'ose pas affirmer ce changement, parce qu'il craint de s'être trompé; il attend une ou plusieurs expériences avant de prononcer affirmativement.

Pour moi, je puis affirmer, sans crainte de revenir sur mon jugement, que le cristallin gauche est moins opaque; le droit prend une teinte bleu céleste plus foncée.

Le 8, M. Puech dit avoir travaillé à son bureau pendant

cinq heures consécutives sans éprouver la plus légère fatigue de la vue. Il ne peut encore se persuader de la solidité de ce changement, mais en cas de récrudescence des phénomènes énoncés d'autre part, il n'accusera pas notre méthode, à laquelle il ne peut attribuer des résultats aussi prompts.

Le 9, M. Puech dit avoir éprouvé pendant quelques instans une inquiétude légère, une fatigue de la vue, mais un repos de quelques minutes, pendant lequel il a excité son œil en le frictionnant avec le bout des doigts, a détruit ce phénomène, et il a continué à travailler pendant trois heures à sa comptabilité, sans éprouver le besoin de reposer sa vue. Il existe un peu d'irritation vers l'angle interne de l'œil et sur les points lacrimaux.

Le 10, M. Puech, dit qu'il a voulu savoir si les rayons solaires stimuleraient son œil droit; cette expérience a dépassé son espoir, car il a éprouvé une sensation si pénible qu'il a été forcé d'obéir à l'instinct en fermant les paupières; il a éprouvé ensuite un phénomène insolite, puisqu'il croyait voir l'empreinte des pas d'un homme, d'où jaillissait une vive lumière. Il est donc bien convaincu de la diminution d'opacité de ce cristallin, car depuis plusieurs années cet œil était insensible à l'impression du soleil.

Le soir, étant dans sa chambre à coucher, il a établi la différence entre la lumière d'une bougie et celle d'une veilleuse, il n'a pas désigné les deux lumières très rigoureusement, mais il a dit à la personne devant qui il faisait cette expérience : celle-ci est plus vive et celle-là l'est beaucoup moins; preuve suffisante de la perception.

Le malade affirme avoir travaillé pendant plusieurs heures à sa comptabilité sans éprouver de fatigue.

Le 11, M. Puech continue d'être content de sa situation, qui lui permet de travailler à peu près comme avant sa maladie; s'il était bien persuadé de la continuation de son état actuel il serait heureux, mais il craint encore une recrudescence qui, selon notre manière d'envisager la question, ne peut jamais avoir lieu.

Le 12, M. Puech est content de sa vue, il dit être arrivé à la partie qui présente le plus de difficulté dans sa comptabilité mensuelle, et qu'il fait ce travail avec facilité.

Le 13, le malade est un peu moins satisfait de sa vue, il ne peut préciser ce qu'il éprouve, mais il se trouve moins bien qu'hier. Je pense qu'une légère érosion de la cornée peut causer ce malaise, qui, je l'espère, n'existera pas demain.

Le 14, ainsi que je l'avais prévu, le malade est on ne peut plus satisfait de l'état de sa vue; se rendant à ma visite en sortant de travailler à sa comptabilité, il me rend compte du plus ou moins de peine qu'il a éprouvé pendant cinq heures employées à écrire ou à calculer.

Le 15, continuation du mieux obtenu dans la vision.

Le 18, outre son travail ordinaire. M. Puech a lu deux journaux.

Le 23, M. Puech continue à jouir de l'amélioration obtenue; il est on ne peut plus content de sa situation actuelle.

Le 24, M. Puech voit un mouchoir blanc qu'il tient à la main, il récidive plusieurs fois son observation, et il affirme que le résultat est toujours le même. Il ne perçoit pas encore les autres couleurs.

Le 25, M. Puech vient à la visite avec M. Michel, son ami; il me dit que je puis noter tout ce qu'il affirme avoir éprouvé dans la situation de sa vue, puisqu'il ne m'en rend compte qu'après de nombreuses expériences qui ne laissent aucun doute sur leur exactitude.

Du 26 au 30, nous n'avons aucune remarque intéressante à relater.

Le 1er octobre, M. Puech a été sérieusement observé par le docteur Borel, son médecin ordinaire. Ce médecin reconnaît la grande amélioration qui a eu lieu dans la cataracte de l'œil gauche, mais il ne peut encore établir d'une manière positive la différence qui existe dans l'opacité du cristallin droit; il croit pourtant que la couleur a changé, mais il ne peut constater rigoureusement ce changement physique.

Il dit au malade que nous aurions déjà *bien mérité de l'humanité en détruisant les cataractes commençantes.*

Ce confrère, que nous ne connaissons que par les rapports qui nous sont faits par M. Puech, est, comme on le voit, du petit nombre de ceux qui prennent la peine d'observer, et qui ont du plaisir à rendre justice même à un médecin qui détruit leurs idées primitives, en guérissant sans opération chirurgicale, une maladie réputée incurable avant notre méthode.

Pourquoi faut-il que le nombre des médecins consciencieux soit si restreint, pourquoi un si grand nombre de gens, qui consacrent leur vie au soulagement des infirmités humaines, s'insurgent-ils sans examen contre un homme qui trouve un moyen d'être utile? C'est que cet homme n'est pas un des maîtres de l'art, et que l'amour-propre est un tyran qui ne veut pas permettre à autrui de faire ce que nous avons reconnu impossible.

Le 12 octobre, M. Puech n'est pas content de sa vue, il dit qu'elle le sert moins bien que les jours précédens, ne pouvant me rendre raison de ce changement, je questionne le malade, qui me dit avoir pris un bain trop chaud; il était rationel de penser que l'influence du calorique avait poussé rapidement et accumulé dans l'encéphale une trop grande quantité de fluide sanguin, et que l'équilibre étant rompu dans le centre des perceptions, la vue était modifiée de manière à inquiéter le malade. Je prescrivis des pédiluves sinapisés, des lavemens légèrement tièdes, la diète et les boissons légèrement acidulées. Ces moyens amenèrent un changement favorable, et le lendemain le malade était moins inquiet puisqu'il avait pu travailler plusieurs heures à sa comptabilité avec assez d'aptitude.

Le 15, M. Puech a continué l'usage des moyens indiqués, il est content de sa vue, il me dit que depuis dix jours il travaille à la partie la plus pénible de sa comptabilité, et qu'il n'avait pas voulu me le dire avant d'être arrivé à la fin.

Le 16, il m'est impossible de découvrir le plus léger vestige de cataracte sur le cristallin gauche; en conséquence nous cessons de nous en occuper. Désormais nous ne parlerons que du cristallin droit, sur lequel nous craignons bien d'avoir peu de chose à dire.

Le 31, le malade est observé par le docteur Borel, son médecin ordinaire. Ce confrère croit que la partie latérale externe du cristallin gauche est encore légèrement nuagée, il reconnaît que la matière cataractante de l'œil droit est moins épaisse, surtout du côté du nez, et il dit au malade que *nous avons bien mérité de l'humanité en guérissant les cataractes commençantes* par des moyens aussi innocens que ceux que nous mettons en usage, car la santé générale du sujet s'est sensiblement améliorée sous l'influence de notre méthode. Il affirme en outre que l'iris se dilate et se contracte avec autant de facilité qu'avant le traitement de la cataracte, ce qui prouve incontestablement que l'extrait de bella-done ne fait point partie de notre thérapeutique.

Le 14 décembre, M. Puech est observé par le docteur Bouchet-du-Gua, auquel il a fait une visite de bienséance. Ce médecin reconnaît, comme le docteur Borel, la guérison de la cataracte du cristallin gauche, et l'amélioration de celle du droit. Il charge le malade de nous témoigner tout le plaisir qu'il éprouve de pouvoir constater cette guérison. Voilà encore deux amis de la science et de l'humanité; voilà deux hommes également instruits, qui se sont donné la peine d'observer avant de prononcer.

Le mois de décembre s'est écoulé, ainsi que le précédent, sans aucun résultat. Le malade continue son travail avec toute la facilité désirable.

Le 2 janvier 1832, le docteur Borel observe l'état des cristallins ; il n'ose affirmer, mais il croit, que la partie interne du cristallin est encore légèrement nuagée. Cependant il m'est impossible d'apercevoir la moindre trace d'opacité dans ce tissu que j'ai abandonné depuis long-tems, ainsi qu'il est noté d'autre part.

Le 10 janvier 1832, M. Puech cesse le traitement.

Le 26 juillet, j'ai lu cette observation à M. le docteur Borel. Ce médecin a reconnu vrais tous les articles qui le concernent.

GARDE NATIONALE DE PARIS. — 2e Légion.

Paris, le 6 janvier 1832.

« Mon très honoré Confrère,

» J'ai vu l'autre jour M. Puech, qui est venu chez moi
» pour me remercier de vous l'avoir adressé; il m'a dit que
» son œil gauche était entièrement guéri; je l'ai scrupuleuse-
» ment examiné, et je n'ai pas retrouvé la plus légère trace
» de la cataracte qui existait quand je le confiai à vos soins.

» Quant à l'autre œil, il n'a subi qu'une légère modifica-
» tion. Vous m'avez dit juste lorsque vous m'avez annoncé
» que cette cataracte était de nature gypseuse et qu'elle était
» incurable par votre méthode.

» En vérité, mon cher Confrère, je suis en admiration de-

» vant cette précieuse méthode, qui, sans contredit, est la
» plus belle découverte du siècle.

» Recevez, etc.

« Bouchet-du-Gua, d.-m.-p. »

XXXIVe Observation. — Mlle CHAMPINIAU, *couturière*, *rue de la Barillerie*, n° 18.

Cataracte congéniale, grande amélioration de la vue. La malade continue son traitement.)

—

La malade, âgée de dix-neuf ans, d'une constitution nerveuse, se présente à notre observation le 24 octobre 1832, avec une cataracte congéniale à l'œil gauche, qui présente l'aspect d'une petite pastille de guimauve. La malade voit la lumière; elle ne peut juger les couleurs les plus vives; l'œil droit est parfaitement sain.

Le docteur Barbette, rue Pavée-Saint-André, n° 15, médecin ordinaire de cette malade, refuse obstinément d'attester par écrit l'existence de cette cataracte.

Le 31, la matière paraît se diviser à la partie latérale externe de la lentille.

Le 4 novembre, le cristallin réfléchit mon image ; la malade connaît toutes les couleurs.

Le 10, la malade nomme le neuf de cœur et celui de trèfle, elle ne peut connaître les autres cartes.

Le 21, M. le docteur Fauconneau du Fresne, rue Basse-du-Rempart, n° 54, a constaté l'état actuel de cette cataracte.

Le 22, en présence de madame Thouin, la malade nomme toutes les cartes que je soumets à son examen. Elle dit que son horizon est moins borné.

Le 8 décembre, la malade affirme voir les objets à une plus grande distance ; elle dit qu'elle pourrait se conduire avec le secours de cet œil. La matière se divise par de nombreuses rainures à toute la circonférence de la lentille. Il existe une échancrure à la partie latérale externe de ce tissu ; la pupille réfléchit nettement mon image.

Le 20 janvier 1833, la malade voit les lignes imprimées, elle lit le titre du *Constitutionnel.*

Le 25, elle dit voir le drapeau placé sur la colonne de la place Vendôme, duquel elle ne distingue que la couleur blanche.

Le 30, la malade me dit que depuis quelques jours elle est incommodée en voyant le bord de son bonnet du côté de l'œil malade, la matière cataractante se divise, elle est fendillée par une multitude de raies, plus prononcées au pourtour de la lentille qu'au centre de ce tissu.

XXXVe Observation. — Mme THOUIN, *veuve du pépiniériste du Jardin-des-Plantes, rue du Jardin-des-Plantes, n° 8.*

(Deux cataractes inégales, guérison de celle de l'œil gauche, amélioration de l'autre.)

—

La malade, âgée de soixante-six ans, bien constituée, se présente à notre observation avec deux cataractes lenticulaires; celle de l'œil droit est complète; le cristallin gauche est gris de cendre sur toute sa surface. Madame Thouin lit encore le texte du *Constitutionnel* en se servant de lunettes; mais elle affirme que sa vue diminue tous les jours, et qu'elle se confie à nos soins pour prévenir la cécité.

Le 30 octobre 1832, nous commençons le traitement.

Le 31, M. Lhéritier, interne à l'hôpital Saint-Louis, constate l'état actuel de ses cataractes.

Le 3 novembre, ayant l'œil gauche fermé, madame Thouin a distingué ma main ouverte, ainsi que l'ensemble de ma figure; elle a bien jugé les couleurs rose, verte et jaune. Elle nous dit qu'elle meut cet œil avec beaucoup plus de facilité, ce qui lui donne plus d'assurance pour se guider; elle ajoute encore que ses yeux sont beaucoup moins sensibles à l'impression de la lumière.

Le 5 novembre, elle connaît toutes les couleurs ayant l'œil gauche fermé.

Le 7, madame Thouin nous annonce qu'elle lit son journal avec la plus grande facilité.

Le 13, madame Thouin affirme avoir parfaitement distingué les personnes de sa connaissance qui passaient dans la rue, en les regardant à travers les vitres de sa croisée; elle assure que depuis plusieurs mois elle était dans l'impossibilité de reconnaître les individus dans une pareille position.

Le 22, madame Thouin dit que la vue de son œil droit s'est sensiblement améliorée. Ce cristallin se fendille, il est sillonné d'une multitude de petits traits bleu céleste.

Le 28, madame Thouin nous dit que le soir à la lumière, elle distingue parfaitement les diverses couleurs des cartons d'un jeu de loto avec son œil droit.

Du 29 novembre au 12 décembre, madame Thouin est inexacte, elle ne vient que six fois à la visite.

Le 13, elle nous écrit la lettre suivante :

« Monsieur,

» La mauvaise saison et mon commerce me privent pour l'ins-
» tant de suivre le traitement de mes yeux, que j'espère bien
» continuer au mois de mars prochain. Je dois vous remer-
» cier de vos soins, puisque je suis en état de pouvoir tra-
» vailler et lire avec mon œil gauche; l'autre va mieux aussi
» puisque je distingue les couleurs. Certes, je n'abandonnerai

» pas cette guérison, et je compte bien que vous parviendrez » à la rendre complète. Croyez que je m'empresserai d'aller » chez vous pour arriver à cette fin.

» Recevez, Monsieur, etc.

« Paris, 13 décembre 1832.

« Ve Thouin,

Propriétaire, rue du Jardin-des-Plantes, n° 8.

XXXVIe Observation. — M. Antoine-Eugène BESSIÈRE, *rue Sainte-Croix de la Bretonnerie*, n° 18.

(Taie de la cornée avec ophtalmie, guérison prompte et radicale par la méthode anti-phlogistique.)

Le malade, âgé de sept ans, d'une constitution nerveuse, se présente à mon observation, avec une ophtalmie très intense et une taie qui, partant de la partie latérale externe de la cornée opaque, couvre l'iris et les trois quarts de la pupille ; cette taie peut être comparée à une pastille de menthe, elle s'est montrée cinq jours après l'inflammation de l'œil, malgré la saignée locale employée à l'angle externe de cet organe, d'après l'ordonnance d'un de nos confrères. L'impression de la lumière est insupportable : son contact fait entrer l'œil en convulsion.

Le jeune malade éprouve une violente céphalalgie ; c'est dans cet état que nous commençons le traitement le 1er juin 1832.

Prescription: On fera mordre six sangsues à la malléole interne du côté de l'œil malade, on laissera couler le sang des piqûres jusqu'à défaillance. L'œil sera recouvert avec une compresse imbibée d'une décoction de racine de guimauve qu'on renouvellera fréquemment. Le malade prendra deux lavemens, matin et soir, avec la décoction tiède de graine de lin ; il boira à sa soif de l'orangeade édulcorée avec le sirop de gomme. Soupe maigre pour toute nourriture.

Le 5 on me présente le jeune malade, la rougeur de l'œil est peu appréciable ; la taie a diminué des trois quarts, la douleur est nulle.

Prescription : Vésicatoire au bras, bains de pied sinapisés. La lotion de racine de guimauve sera remplacée par une infusion de fleurs de sureau.

Le 13 la mère me présente cet enfant qui est parfaitement guéri. Il ne reste pas la plus légère trace de cette complication de maladies.

Il serait difficile de savoir lequel des deux yeux a été malade.

XXXVIIe Observation. — M. COMTE, *Marchand tailleur, rue Saint-Marc, n° 20.*

(Taie de la cornée transparente avec complicatiou d'ophtalmie, guérison prompte et radicale par la méthode anti-phlogistique.)

—

Le malade, âgé de quarante ans, d'une constitution sanguine, se présente à ma visite le 6 septembre 1831 avec une ophtalmie très intense à l'œil gauche, compliquée d'une taie, dont la base appuie sur la cornée opaque, traverse l'iris et masque la moitié inférieure de la pupille; les paupières et le globe de l'œil sont d'un rouge écarlate. La douleur est modérée, la céphalalgie supportable.

Le malade dit qu'étant de garde, il avait ressenti une gêne dans l'œil, qu'il avait cru d'abord que la présence d'un corps étranger causait ce malaise, que les lotions d'eau tiède ne parvinrent pas à calmer. A la descente de sa garde il prit un bain de pied, fit baigner son œil et attendit le lendemain dans l'espoir que le repos de la nuit calmerait cette petite douleur, mais loin de diminuer, la rougeur augmenta d'intensité. En observant l'œil, madame Comte découvrit l'existence de la taie que nous avons décrite ci-dessus, et le malade vint réclamer mes soins quarante-huit heures après son développement.

La présence des alimens dans l'estomac, ne nous permit pas d'agir ce jour-là aussi activement que nous l'aurions désiré; nous prescrivons le repos de l'organe malade que nous fimes recouvrir avec une compresse imbibée dans de la décoction de guimauve, diète sévère, limonade légère pour boisson. La nuit fut assez bonne, mais l'irritation de cet œil, s'était transmise à son congénère sans diminuer sur celui primitivement affecté.

Le 7 nous pratiquâmes une large saignée au bras. Cette médication fut suivie de la disparition de l'ophtalmie, et nous pensions n'avoir plus à nous occuper que de la taie. Indocile à mes conseils, le malade sortit de sa chambre et s'occupa à couper un habit. Ce travail stimula l'organe visuel et ramena l'inflammation que nous avions si heureusement détruite.

Le 8 nous pratiquâmes une nouvelle saignée qui eut le même résultat que la première. Eh bien! malgré mes exhortations et l'expérience qu'il venait d'acquérir, M. Comte fut au Marais prendre mesure d'un costume d'amazone à une dame, il rentra chez lui, coupa ce costume et ramena l'inflammation sur l'œil gauche seulement.

Le 9 nous fîmes mordre quinze sangsues à la malléole interne du côté de l'œil malade; la saignée fut copieuse, et l'inflammation fut détruite. Il restait encore une légère portion de matière albumineuse qui fût promptement résorbée au moyen d'un vésicatoire placé à la nuque.

Le 13 du même mois, après huit jours de traitement,

M. Comte était parfaitement guéri ; il ne restait pas la plus légère trace de cette complication de maladies.

Ces deux observations prouvent évidemment que l'inflammation de l'œil produit promptement une agglomération de matière albumineuse sur la cornée, qui peut se résorber très promptement sous l'influence de la méthode antiphlogistique. Je pense que si les praticiens employaient des moyens aussi actifs que ceux que j'ai mis en usage sur ces deux sujets, nous ne verrions plus de ces taies qui, dans la pluralité des cas, amènent la cécité complète.

XXXVIIIe Observation. — M. BAILLEMONT, *âgé de dix-neuf ans, né à Paris le 7 janvier* 1813.

(Taie chronique, amélioration sous l'influence de ma méthode contre la cataracte.)

« A la suite d'une longue maladie, je fus atteint à l'âge » de six ans d'une ophtalmie douloureuse qui me priva pen- » dant trois semaines de l'usage de la vue; lorsque cette » ophtalmie fut guérie, on remarqua sur la pupille de mon » œil gauche une taie assez légère, mais qui, cependant, ne » me permettait pas de distinguer la figure des personnes qui » étaient devant moi; dans un livre imprimé je ne pouvais

» pas même lire les titres dont les lettres avaient cependant
» au moins cinq lignes de grandeur : pendant douze ans,
» c'est-à-dire jusqu'à cette époque (décembre 1831). Cette
» taie se montra rebelle à tous les moyens employés par les
» premiers oculistes de Paris; ayant entendu vanter les nom-
» breux services que M. de Lattier avait déjà rendus à l'hu-
» manité, en guérissant par un procédé que ses recherches
» lui ont fait découvrir, toutes les affections de l'œil, je me
» soumis à sa méthode le 2 décembre 1831. Le 4 décembre,
» M. de Lattier crut remarquer dans la couleur de la taie un
» changement notable; de gris-perle qu'elle était, elle lui
» parut à l'œil nu, être devenue azurée; les jours suivans
» 5, 6, 7 décembre, je ne remarquai aucun changement
» dans l'état de l'œil malade; mais le 8 décembre, je
» distinguai beaucoup mieux les traits des personnes qui
» m'approchaient, je pus lire très distinctement des carac-
» tères de trois lignes de hauteur, mais l'œil produisait tou-
» jours en fonctionnant le même phénomène que j'ai oublié
» de mentionner plus haut; tout ce que je regardais me sem-
» blait d'une teinte plus foncée que cela n'était réellement,
» et lorsque je fixais trop long-tems un objet, tout se confon-
» dait de manière que je ne pouvais plus distinguer la forme
» des choses que je considérais.

» Le 10 décembre, je crus remarquer que les objets m'ap-
» paraissaient presque dans leurs couleurs naturelles, et la
» lumière, que je voyais bien moins vive de l'œil malade que
» de l'œil droit, me sembla plus éclatante que je ne l'avais
» jamais vue.

» Du 15 décembre, l'œil malade ne juge pas encore bien » des distances ni de la forme des objets vus à un certain » éloignement ; mais je lis cependant d'une manière plus dis- » tincte les caractères que je n'apercevais que très confusé- » ment il y a cinq jours ; je vois surtout beaucoup mieux » lorsque je suis éclairé par le soleil ; l'œil est encore très » susceptible de fatigue, et je ne puis en prolonger l'exercice » que pendant un tems assez court.

» Du 1er février, j'ai renouvelé aujourd'hui la lecture de » différens objets ; j'ai pu lire d'abord, à un jour ordinaire, » des mots dont les lettres n'avaient qu'une ligne de hauteur, » mais j'ai essayé de lire quelques lignes du journal, j'y ai » réussi et je pense que j'aurais pu aussi bien lire un plus » grand nombre de lignes, car mon œil n'en a pas été fati- » gué. Quant à l'état physique de la taie, elle paraît à M. de » Lattier avoir diminué considérablement.

» J'ai remarqué un fait bizarre, c'est que les caractères » me semblent plus gros qu'ils ne sont réellement. Quant à la » confusion des objets elle existe toujours, surtout à une cer- » taine distance. Dans la lecture, les lettres ne me semblent » qu'à peine séparées, le noir des caractères se fond avec le » blanc du papier et cela contribue par dessus tout à m'em- » pêcher de lire couramment ».

-ꕥ-

XXXIX Observation. — M. Joseph MAIN, *rue du Rocher*, *n°* 17.

(Cataracte complète et congéniale, amélioration, le sujet continue le traitement.)

—

Le malade est âgé de dix-huit mois, il est porteur d'une cataracte complète à l'œil gauche; la pupille offre l'aspect d'une petite pastille de guimauve.

Voici la copie de la lettre que la mère de ce jeune malade me remit en me présentant le sujet :

« Monsieur et très honoré Confrère,

» J'ai l'honneur de vous adresser un enfant de dix-huit
» mois qui a une cataracte à l'œil gauche; elle paraît à peu
» près congéniale, la mère ne s'en étant aperçue que quelques
» mois après sa naissance.

» La conversation que nous avons eue hier, me fait penser
» que vous serez charmé d'une nouvelle occasion de constater
» l'efficacité de votre méthode. Je vous demanderai moi-même
» la permission de suivre les progrès de la guérison.

» Votre très humble serviteur,

« Fauconneau du Fresne, d.-m.-p. »

14 novembre 1832. »

Le 15 novembre, nous commençons le traitement.

Le 25, la pupille commence à réfléchir mon image. La matière est divisée, elle présente plusieurs facettes de diverses nuances.

Du 26 novembre au 31 décembre, amélioration progressive; la pupille offre une belle couleur céleste, coupée par quelques stries de matières blanchâtres.

Le 8 janvier 1833, la mère me dit qu'elle venait de voir M. le docteur Fauconneau du Fresne, et que ce médecin avait reconnu la grande amélioration de la cataracte, et pronostiqué une guérison très prochaine.

On comprendra, je pense, que le sujet étant dans l'impossibilité de rendre compte de la situation de sa vue, nous ne pouvons noter que le changement physique.

Dans son excellent *Traité des Maladies chirurgicales*, vol. 5, pages 509 et 510, le baron Boyer décrit avec la précision qui caractérise tous ces écrits la maladie connue sous le nom de *mouvemens convulsif du globe de l'œil*, qu'il dit, d'après Buffon, être toujours congéniale. Il ajoute cependant que « dans le cas ou cette affection serait accidentelle,
» on dirigerait le traitement d'après la nature présumée de
» la cause et de l'état général de l'individu, bien plus que
» d'après l'escence de la maladie; néanmoins l'analogie pour-
» rait conduire à appliquer à cette disposition vicieuse une
» méthode curative semblable à celle que l'on suit dans la
» *danse de Saint-Guy* ».

Les deux observations suivantes prouveront que e précepte de M. Boyer, est précisément celui qu'il convient de suivre dans le traitement de cette pénible affection.

On m'objectera sans doute que les maladies que je donne pour exemple, ne sont point des cas idiopathiques, puisqu'elles étaient sous l'influence d'une irritation gastro-cérébrale et conséquemment sympathique, cependant cette objection ne peut m'empêcher de livrer ces deux observations à la méditation de mes confrères, puisque j'ai été appelé comme oculiste.

PREMIÈRE OBSERVATION.

(Convulsions douloureuses des yeux; guérison très rapide par les antiphlogistiques.)

Le 21 octobre 1831, M. Martin, artiste lyrique, vint réclamer mes soins pour madame son épouse, et me supplia de chercher quelle pommade ou collyre qui pourrait calmer les convulsions et les douleurs permanentes qu'elle éprouvait depuis quinze jours dans les yeux.

J'arrive près de la malade, et voici le résultat de mes observations. Ses yeux sont dans un état continuel d'agitation qui les porte alternativement de haut en bas, de droite à gauche et de gauche à droite; les deux cornées et la conjonctive sont légèrement rouges. La malade m'assure que quand elle ouvre les paupières elle éprouve la même douleur que si on lui enfonçait un clou dans les yeux. Les paupières closes, la douleur est un peu moins intense, quoiqu'elle soit encore insupportable. La langue est muqueuse au centre, rouge écarlate aux bords et à la pointe; l'estomac douloureux au toucher, la tête est pesante, le pouls, petit, serré, la peau anémique; cette complication de phénomènes morbides, ne fixait en aucune manière l'attention de la malade qui rapportait tout à la douleur des yeux. J'appris que dans le début de cette affection les deux confrères qui avaient soigné cette dame avaient tiré du sang au bras et fait une saignée capillaire sur la région épigastrique, au moyen de seize sangsues placées sur le creux de l'estomac. Ils avaient joint à ces moyens l'emploi de plusieurs potions opiacées, beaucoup de collyres anodins et diverses pommades prétendues antiophtalmiques, enfin ils avaient prescrit deux cuillerées à bouche d'huile de *palma-christi* que madame Martin prenait tous les jours pour faire évacuer *l'humeur* à laquelle ils attribuaient la douleur des yeux. Il faut noter que pour soutenir les forces on avait prescrit de bons consommés, etc., etc.

Je jugeai que j'avais à traiter une gastro-encéphalite et qu'il était rigoureusement nécessaire de détruire, avant tout, la congestion cérébrale pour arrêter la mobilité insolite des yeux et les mettre à même de supporter la lumière. En conséquence, et sans être arrêté par la faiblesse générale du sujet, je pratiquai de suite, au bras droit, une large saignée qui fut suivie d'une abondante transpiration.

Après une demi-heure de repos, madame Martin supportait impunément la lumière de sa chambre. Je prescrivis des demi-lavemens avec la décoction tiède de graine de lin toutes les quatre heures, orangeade froide édulcorée avec le sirop de gomme, diète sévère, fomentations émollientes sur l'estomac et le ventre.

Le 22 cotobre madame Martin me dit avoir dormi pendant plusieurs heures d'un sommeil paisible et réparateur. Le pouls est large et donne soixante-seize pulsations par minute, la langue est encore légèrement muqueuse au centre. Prescription comme la vielle, excepté la saignée.

Le 23 les yeux ne ressentent aucune douleur; la malade annonce que sa vue est faible et qu'elle aperçoit plusieurs petits insectes gris voltiger à quelques pouces, et dans toutes les directions où elle promène sa vue. La langue est large, humide légèrement muqueuse au centre; le pouls donne quatre-vingts pulsations par minute, enfin les veines sont bien dessinées sous la peau qui est halitueuse.

Continuation des moyens sus indiqués, seulement je prescris l'eau de chiendent gommé, avec un cinquième de lait.

Le 24 madame Martin a pris quelques cuillerées de salep sucré, elle a éprouvé un malaise général, l'insomnie a été totale, la langue est rouge et sèche, le pouls petit, nerveux, donnant quatre-vingt-sept pulsations, l'estomac douloureux au toucher.

Prescription : on fera mordre quinze sangsues sur la région épigastrique, et on favorisera l'écoulement du sang en recouvrant les piqûres avec des cataplasmes de farine de graine de lin, lavemens tièdes toutes les six heures, orangeade froide édulcorée, diète sévère.

A la visite du 25, madame Martin me dit que le sang a coulé pendant douze heures, elle n'accuse aucune douleur.

Même prescription que la vieille, excepté les sangsues.

Le 26, copieuses évacuations bilieuses, la langue est dans

son état naturel, le pouls est bon et donne soixante-quinze pulsations par minute.

Eau de chiendent gommée et édulcorée comme dessus, avec addition d'un cinquième de lait, à prendre à volonté; continuation des lavemens et des fomentations émollientes.

Le 27, la convalescence est franche, madame Martin promet de suivre exactement les règles hygiéniques convenables à sa situation.

Le 16 novembre, appelé pour donner des soins à M. Martin légèrement indisposé, je trouve madame son épouse dans l'état le plus satisfaisant, elle ne se plaint que de la faiblesse de ses yeux, qui l'oblige à porter des lunettes vertes.

Le 1er avril 1832, appelé pour donner des soins à sa demoiselle j'ai le plaisir de voir madame Martin qui a repris beaucoup de force et d'embonpoint, cette dame est du petit nombre des malades qui suivent religieusement le régime végétal et laiteux sous l'influence duquel les gastrites chroniques guérissent entièrement.

Enfin j'ai revu madame Martin dans le courant d'octobre 1832, elle se porte à merveille.

DEUXIÈME OBSERVATION.

(Convulsions douloureuses des yeux, compliquées de deux cataractes guérison par les anti-phlogistiques.)

—

Le 19 juin 1832, M. Portier, colonel d'artillerie en retraite, à Blois, vint me prier de voir madame de la Jonquière, sa belle-mère, et de lui donner mes soins (cette dame logeait à Paris, rue du Faubourg-Saint-Denis, n° 118). Je crois ne pouvoir mieux faire que de rapporter mot à mot la description que me fit madame de la Jonquière, de l'état pitoyable où elle se trouvait.

» J'ai soixante-six ans, me dit-elle, j'ai été mariée fort
» jeune et n'ai eu qu'un enfant ; à trente-six ans j'avais
» perdu toutes mes dents qui sont tombées sans la plus légère
» carie et sans me causer la moindre douleur. Je crois que
» cette chute prématurée de mes dents est due à des convul-
» sions et à une irritation nerveuse qui pendant mon sommeil
» contractait fortement mes mâchoires et faisait éprouver à
» mes dents un ébranlement continuel ! Aujourd'hui même
» cette contraction des mâchoires a toujours lieu, à ce qu'on
» m'a assuré. Depuis mon enfance je suis sujette à de fré-
» quentes migraines ».

« Il y a environ dix-huit mois que je ressentis des douleurs
» vagues dans les tempes, le front et les sourcils. Je crus m'a-
» percevoir que ma vue était moins nette, puisqu'il me sem-
» blait que tout ce que je regardais était enveloppé d'un léger
» brouillard; pour avoir l'explication de ce phénomène je
» consultai le docteur Aigret mon médecin ordinaire depuis
» trente-cinq ans. Il me prescrivit l'application d'un petit em-
» plâtre de Belladone sur chaque sourcil. Le lendemain en
» me regardant dans un miroir je fus effrayée de la grandeur
» de mes pupilles ; M. Aigret chercha à diminuer mes alarmes
» en me disant que cette grande dilatation de l'iris était l'ef-
» fet de la Belladone, mais il me fit un mal que j'eus bien de
» la peine à lui pardonner, en me disant que j'avais deux ca-
» taractes commençantes.

» Depuis cette époque j'ai ressenti des douleurs et des con-
» vulsions dans les yeux, les sourcils et les paupières, qui
» s'aggravent de jour en jour. Depuis plus de cinq mois je
» n'ai pu goûter même pendant quelques minutes les bien-
» faits du sommeil. Figurez-vous, Monsieur, ajouta-t-elle, que
» mes yeux reposent sur du sable brûlant, qu'ils sont tou-
» jours agités dans leur orbite par des mouvemens convulsifs
» qui les entraînent dans toutes les directions. Si parfois une
» larme s'échappe elle me fait éprouver la sensation d'une
» goutte de plomb fondu. Enfin mes paupières sont affectées
» d'un clignotement perpétuel qui me cause des douleurs dé-
» chirantes, sans doute par le contact de la lumière qui vient
» frapper mes yeux. Vous dire toutes les potions, les collyres,
» les pommades, que depuis cette malheureuse époque on a

» essayés pour calmer cette épouvantable douleur, serait im-
» possible, qu'il vous suffise de savoir que rien n'a réussi et
» que je me suis décidée à venir à Paris consulter des méde-
» cins spéciaux, vu l'impuissance de la médecine ordinaire;
» je ne dois pas vous cacher que j'ai consulté deux oculistes
» et que le premier m'a proposé de m'instiller des gouttes
» d'une eau qu'il dit merveilleuse et qu'il administre à tout
» venant, tandis que le second m'a appliqué une ventouse
» sèche sur le cou en me faisant espérer pour demain une
» plaie sur la tête au moyen de la cautérisation. Cette mé-
» thode, je crois, ne saurait convenir à un sujet aussi irritable
» que moi; je dois vous dire en terminant cette longue énu-
» mération de toutes mes misères que la lumière la plus douce
» me cause de cruelles douleurs, et telles qu'il me semble que
» mes yeux, mes sourcils et mes paupières sont perforés par
» des clous, des épingles ou des aiguilles; pour me soustraire
» autant que possible à ce surcroît de peine, j'ai fait tapisser
» ma chambre en drap bleu, les rideaux sont de la même
» couleur et pour le voyage que je viens de faire, on a ta-
» pissé le coupé de la diligence en bleu, j'ai des lunettes de
» la même couleur, trois voiles verts et une grande capotte
» également verte qui descend jusque sur mon estomac. Main-
» tenant, Monsieur, ajouta madame de la Jonquière, vous
» connaissez tout le détail de ma triste situation, dites-moi ce
» que vous en pensez, et si je dois terminer mes jours dans
» les souffrances que j'endure depuis si long-temps.

Je crus devoir rassurer cette malheureuse dame sur l'avenir et je lui laissai entrevoir une guérison prochaine. Or, voici le raisonnement que je fis après l'ample détail des phénomènes décrits par la malade.

Il existe chez le sujet une irritation chronique du cerveau et des méninges, cette irritation s'est compliquée d'une phlegmasie gastro-intestinale qui a été exaspérée par les potions antispasmodiques et les autres moyens thérapeuthiques adressés à l'entité (*douleur nerveuse*). J'appris encore en interrogeant madame de la Jonquière qu'elle éprouvait alternativement des crampes très-douloureuses dans les membres abdominaux et thoraciques ainsi que des tiraillemens et des resserremens spasmodiques dans le dos, la poitrine, le ventre, enfin elle me dit que tous les jours à cinq heures du soir elle éprouvait des frissons et des mouvemens convulsifs dans toutes les parties du corps, et que deux ou trois heures après cet accès elle éprouvait des douleurs de tête avec une chaleur insupportable dans le cerveau, qui ne finissait ordinairement qu'à minuit ou à deux heures du matin. La langue était rouge et pointue en fer de lance, l'estomac n'était point douloureux au toucher, mais les signes commémoratifs auxquels il faut ajouter le froid des extrémités abdominales, enfin la rougeur et la sécheresse de la langue ne me laissèrent aucun doute sur l'existence d'une gastro-encéphalite chronique avec redoublement quotidien.

Pénétré de cette grande vérité émise par M. Broussais, que les symptômes ne sont que l'expression de la souffrance des organes, je me déterminai de suite à attaquer la phlegmasie viscérale par une application de vingt sangsues sur le creux de l'estomac, placées une heure avant le paroxysme, espérant par là détruire l'intermittence, comme cela m'est arrivé plusieurs fois dans le traitement des phlegmasies désignées encore de nos jours sous le nom de fièvres intermittentes.

A ma visite du 20 juin j'appris que les piqûres avaient peu suinté et que ces annelides avaient eu beaucoup de peine à se gorger de sang.

Prescription : vingt sangsues sur la région épigastrique avec recommandation expresse de favoriser l'écoulement du sang en recouvrant les piqûres avec des cataplasmes de farine de graine de lin ; un demi-lavement avec la décoction froide de racine de guimauve toutes les quatre heures, orangeade à la glace pour boisson.

Le 21, le sang a peu coulé, les sangsues ont eu beaucoup de peine à se remplir, ce qui démontre jusqu'à l'évidence que leur force de succion n'a pu vaincre la résistance opposée par l'irritation des vaisseaux de la muqueuse gastrique.

Malgré l'exiguité de cette saignée capillaire, la langue est un peu plus large et plus humide, les yeux sont moins douloureux ; j'ai pu les observer à loisir, et j'ai reconnu l'exactitude du diagnostic de mon confrère de Blois, puisque l'opacité des pupilles ne laissait aucun doute sur l'existence d'une double cataracte.

Même prescription que la veille, moins les sangsues.

Le 22, le pouls est bon, la peau est halitueuse, la malade paraît renaître à l'espoir.

Même prescription que la veille avec addition de fomentations émollientes froides sur l'abdomen : diète sévère.

Le 23, la langue est sèche, chaude, rouge, l'estomac douloureux au toucher, le pouls petit, donnant quatre-vingt-cinq pulsations par minute, la peau sèche et anémique; la nuit a été très agitée. Cette récrudescence est due à une tasse de lait prise mal à propos.

Prescription. Vingt sangsues sur l'épigastre; lavemens avec la décoction *froide* de graine de lin; toutes les deux heures fomentations permanentes qui seront renouvelées aussitôt qu'elles seront chaudes, la malade sucera des morceaux de glace à volonté.

Le 24, les sangsues ont beaucoup plus rendu de sang que les précédentes; le paroxysme a été moins intense, le pouls est large, donnant soixante-seize pulsations par minute; les veines sont bien dessinées sous la peau qui est halitueuse, la langue est large et humide, muqueuse au centre. Madame de la Jonquière assure qu'elle ne sait pas si *la glace est froide;* cependant elle en a sucé quatre livres en moins de vingt-quatre heures.

Même prescription que la veille, moins les sangsues.

Le 25, madame de la Jonquière est assez gaie; elle dit que ses douleurs sont supportables; les yeux ne sont plus convulsés; ils supportent sans peine le jour de l'appartement, la malade les tient ouverts pendant plus de trois quarts-d'heure que je passe près de son lit.

Même prescription que la veille.

Le 26, la tête est douloureuse, les yeux sont dans une mobilité insolite, la langue est sèche et rouge, le pouls petit, nerveux, donnant quatre-vingt-sept pulsations par minute;

l'épigastre est douloureux au toucher, la peau est chaude et sèche.

J'ordonne vingt sangsues sur l'épigastre, et la continuation des autres moyens.

Le 27, peu de changement, les sangsues ont eu la plus grande peine à s'emplir; elles sont restées plus de deux heures attachées à la peau, et le sang n'a pas suinté. — Même prescription.

Le 28, l'état de la malade étant le même, j'ordonne le même traitement qu'hier.

Le 29, même résultat; les sangsues ont eu beaucoup de peine à se gorger de sang, il n'y a pas eu de suintement.

J'ordonne de nouveau vingt sangsues à l'épigastre, lavemens froids toutes les trois heures, glace à discrétion, cataplasme sur la piqûre des sangsues.

Le 30, madame de la Jonquière me dit que les sangsues se sont gorgées en moins d'un quart-d'heure, et que le sang a coulé pendant plusieurs heures; la langue est humide, large, le pouls comme dans l'état normal, donnant soixante-quinze pulsations par minute; la peau est halitueuse, les veines bien dessinées, les yeux vont très bien et supportent la lumière sans fatigue.

Du 1er au 7 juillet nous continuons l'usage des lavemens qui sont tous absorbés et rendus par les urines, les fomentations froides et la glace font le plus grand plaisir à cette dame qui prend aussi tous les jours un bain presque froid, dans lequel elle passe trois ou quatre heures. Un phénomène digne de remarque , c'est que madame de la Jonquière est obligée d'avoir une lumière pendant la nuit.

J'ai remarqué avec inquiétude que la défécation n'a pas eu lieu depuis le commencement du traitement cependant je n'ose prescrire de potion purgative, même avec la manne en larmes, dont je redoute l'action irritante sur la muqueuse gastrique; je prescris deux onces d'huile d'olive à prendre en quatre doses égales à un quart d'heure d'intervalle.

Le 8 juillet, madame de la Jonquière me dit avoir eu quinze évacuations alvines d'une couleur variant du noir au vert et au jaune foncé et d'une odeur insupportable; elle ajoute qu'elle n'aurait jamais cru qu'on put vivre avec une aussi grande quantité de matière infecte dans les entrailles.

Depuis cette époque la convalescence paraissait être franche, mais l'estomac était encore d'une susceptibilité si exagérée que nous ne pouvions lui présenter que quelques tasses de lait coupé avec les trois quarts d'eau de chiendent à la glace.

En résumé, la malade a supporté la morsure de cent-quarante sangsues, cinq ou six lavemens froids par jour, elle a consommé de trois à quatre livres de glace par vingt-quatre heures; ce régime a été continué pendant trente-cinq jours; cependant le trente-sixième de ce traitement, j'ai accompagné cette dame dans le jardin de l'hôtel, et nous avons fait plusieurs fois le tour des allées sans nous arrêter un moment. Il est à remarquer que nous descendions du second étage où logeait la malade.

Le quarantième jour, madame de la Jonquière est venue me visiter, elle était gaie, leste et riante.

Enfin, le quarante-cinquième jour, madame de la Jonquière a dîné chez moi avec M. Aubry, interne à l'hôpital de la Pitié, qui avait suivi ce traitement.

Ce jeune médecin avoue avec toute la sincérité d'un galant homme, que s'il avait eu assez d'empire sur notre malade, il se serait fortement opposé à l'emploi de la plupart de nos moyens, et en particulier des sangsues. Il ne peut encore comprendre comment la guérison des yeux a pu s'opérer en dirigeant un traitement sur l'estomac qui n'avait jamais donné le moindre signe de souffrance.

EXTRAIT DU JOURNAL L'ORLÉANAIS

Du 14 octobre 1832.

La lettre suivante nous a paru contenir sur la guérison des cataractes des renseignemens que nous avons cru devoir consigner dans nos colonnes.

Les cataractes les plus invétérées, à plus forte raison celles qui ne sont point anciennes, peuvent aujourd'hui se briser, se dissoudre, disparaître sans opération, sans remèdes violens. Voilà la proposition posée et rigoureusement vraie.

En voici les preuves :

Mademoiselle C...... (1) rue de la Fidélité, n° 9, âgée, et affligée d'une cécité presque complète, lit aujourd'hui et écrit sans fatigue et sans difficultés, par les soins du docteur L.... (2) que la Providence lui a fait connaître. M. B...... (3) rue Saint-Marc, n° 20 avait une cataracte que son médecin lui conseillait de faire opérer. M. B.... rencontra pour son bonheur, M. L..... et au bout de quelques semaines il recouvra la vue, et la cataracte avait disparu.

Enfin, pour dernier témoignage, je citerai un propriétaire blaisois, mon ami le chevalier de la T..... (1). Depuis quatorze années une cataracte se formait lentement sur l'œil dont l'usage lui restait, ayant perdu l'autre à la guerre. De trois mois en trois mois, d'année en année le voile s'épaisissait au point qu'un seul faible et oblique rayon lui permettait de lire mot par mot ; à trois pas il ne distinguait plus aucun objet ; il avait la désespérante perspective de ne plus voir du tout au bout d'un temps plus ou moins long ; il ne lui restait que la chance d'une opération toujours incertaine. La Providence, que lui et ses amis bénissent, lui fait connaître le docteur L..... Grâces mille fois lui soient rendues par tous les siens et par ceux qui le connaissent. Le chevalier de la T..... n'est encore qu'au milieu du traitement, et par le

(1) Mademoiselle Calais.

(2) M. le docteur Lattier, médecin, boulevard des Capucines, rue Basse-du-Rempart, n. 38, passage Cendrier, à Paris.

(3) M. Burdine.

(1) Le chevalier de La Tour, ancien capitaine d'infanterie et chevalier de la Légion-d'Honneur.

frottement sur l'œil, autour de l'œil, d'une pommade bénigne, le chevalier de la T.... voit tous les objets à distance, le paysage, les figures; le rideau est tombé, il revoit toute la scène du monde, sa cataracte est brisée, dissoute, et son œil est aussi clair que si elle n'avait jamais existé. Je n'entreprendrai pas ici des dissertations anatomiques qui ne sont pas de mon ressort, je dirai simplement que le docteur L.... a étudié l'origine, la nature du voile plus ou moins opaque qui vient, n'importe par quelle cause, couvrir la pupille, et qu'il a pensé que, sans opération chirurgicale, il s'agissait de trouver une pommade qui pût bénignement l'user et la dissoudre : tel est le fruit de ses recherches, de ses longues observations et de ses essais multipliés qui sont aujourd'hui sa méthode, sa pratique, et tel en est le succès.

Voilà le témoignage que j'ai le besoin et que je remplis le devoir de rendre à la vérité. Je le signe avec plaisir, empressement et confiance. D'abord, parce que je vois et que j'ai toujours vu fort clair naturellement et politiquement ; et qu'ainsi je suis aussi impartial que désintéressé dans la question de cataractes proprement dites : je signe enfin officiellement, si je puis dire, parce que ma position politique pendant quinze ans m'a laissé la mission de témoigner utilement à l'appui de tout ce qui est vérité, et qu'ainsi j'ai quelques droits à la confiance de ceux qui, par leur infirmité, sont les premiers intéressés eux-mêmes à croire à mon témoignage. Je termine en indiquant la demeure de M. le docteur Lattier, boulevart des Capucines, rue Basse du Rempart n° 38, passage Cendrier, à Paris.

Comte de Sallaberry, *ancien Député.*

ERRATUM.

En donnant le détail des parties de l'œil, nous avons omis de parler de la glande lacrymale et nous réparons cet oubli.

Derrière la conjonctive, à l'angle externe de l'œil et dans une petite fosse osseuse se trouve la glande lacrymale; plusieurs petits canaux qui résultent de la réunion des vaisseaux excréteurs beaucoup plus petits de cette même glande, s'ouvrent sur la conjonctive et y déposent l'humeur sécrétée par cet organe. Cette humeur lubréfie les deux surfaces de la conjonctive qui se correspondent ainsi que la face externe de la cornée. Elle est destinée à faciliter le glissement des paupières sur le globe de l'œil.

C'est encore la glande lacrymale qui est chargée par la nature de sécréter les larmes. Tout le monde sait que cette sécrétion est le produit d'une irritation sympathique morale ou physique.

Les vives affections de l'âme augmentent la sécrétion des larmes, comme la vapeur âcre de l'oignon ou autre exhalaison également irritante.

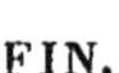

FIN.

TABLE

DES MATIÈRES.

CONTENUES DANS CE VOLUME.

FIN DE LA TABLE.

www.ingramcontent.com/pod-product-compliance
Ingram Content Group UK Ltd.
Pitfield, Milton Keynes, MK11 3LW, UK
UKHW020213250726
13967UKWH00003B/1450

9 782011 915061